Kohlhammer

Ricarda B. Bouncken
Mario A. Pfannstiel
Andreas J. Reuschl
Anica Haupt

Diversität managen

Wie Krankenhäuser das Beste aus personeller Vielfalt machen

Verlag W. Kohlhammer

1. Auflage 2015

Alle Rechte vorbehalten
© W. Kohlhammer GmbH, Stuttgart
Gesamtherstellung: W. Kohlhammer GmbH, Stuttgart

Print:
ISBN 978-3-17- 024324-8

E-Book-Formate:
pdf: ISBN 978-3-17-024325-5
epub: ISBN 978-3-17-024326-2
mobi: ISBN 978-3-17-024327-9

Inhalt

Vorwort

Das Management von Krankenhäusern steht vor vielen und noch weiter zunehmenden Herausforderungen. Ein Treiber ist die Einführung des pauschalisierten Entgeltsystems mit weitreichenden Konsequenzen für die Kosten- und Erlössituation. Das Krankenhausmanagement muss sich seit dieser Umstellung vor allem auf die Kostensenkungen und die Erschließung von zusätzlichen Erlösquellen konzentrieren, um die Leistungsfähigkeit zu erhalten. Gegenwärtige Trends deuten darauf hin, dass zukünftig neben den finanziellen Aspekten vor allem die Verfügbarkeit von ausreichendem und geeignet qualifiziertem Personal in den Mittelpunkt des Managements von Krankenhäusern treten wird – eine Herausforderung, die in Deutschland durch den Fachkräftemangel und den demografischen Wandel getrieben wird.

Im Zuge des demografischen Wandels steigt das Durchschnittsalter in der deutschen Bevölkerung und folglich ist von einer zunehmenden Nachfrage nach Dienstleistungen im Krankenhaussektor auszugehen. Gleichzeitig schrumpft jedoch die Zahl an ausreichend qualifizierten Fachkräften und bereits im Jahr 2014 wurde vielerorts ein Fachkräftemangel festgestellt, trotz starken Gegenwirkens und staatlicher Fördermaßnahmen. Die deutsche Gesundheitswirtschaft übt damit eine spezielle Sogwirkung auf die ohnehin zunehmende globale Fachkräftemigration aus. Insbesondere hochqualifizierte Fachkräfte im Gesundheitswesen nehmen jedoch auch die Möglichkeit einer Beschäftigung im Ausland wahr. Krankenhäuser müssen folglich geeignete ausländische Fachkräfte identifizieren, anwerben, selektieren und in die Arbeitsprozesse integrieren sowie eine langfristige Bindung aller Fachkräfte sicherstellen. Die daraus resultierende steigende Vielfalt an Nationen, Kulturen, Sprachen, Alters- und Ausbildungsgruppen in der Belegschaft verlangt nach einer adäquaten Berücksichtigung im Management. Die unterschiedlichen Arbeitssysteme, Werte, Verhaltensmodelle und Erwartungen der diverseren Belegschaft wirken in den Arbeits- und Dienstleistungsprozessen im Krankenhaus ein, sowohl auf der operativen als auch auf der strategischen Ebene. Das Krankenhausmanagement muss somit eine Reihe von Herausforderungen der Internationalisierung ihrer Belegschaft aktiv managen und zudem mit geeigneten Maßnahmen versuchen, ältere

Mitarbeiter länger im Unternehmen zu halten sowie deren Arbeitsbereitschaft und -fähigkeit zu erhalten.

Das vorliegende Buch greift diese Forderungen auf und stellt einen Managementzyklus für den Umgang mit Diversität vor. Das Ziel ist es, die dargestellten Herausforderungen aufzugreifen und Lösungsmöglichkeiten praxisorientiert darzustellen. Die Mitarbeiter von Krankenhäusern sollen dazu befähigt werden, Diversität zu verstehen, die Chancen der Mitarbeitervielfalt zu nutzen und die daraus folgenden Risiken abzuwenden, um letztlich das Beste aus der Diversität zu machen. Diesem Ziel entsprechend, werden die Themen und Fragestellungen anhand von Marginalien herausgearbeitet und durch praxisorientierte Beispiele verdeutlicht. Die ersten Abschnitte dieses Buchs bilden ein Grundverständnis über Diversität und ihre wichtigen Konsequenzen im Krankenhaussektor. Darauffolgend wird ein Managementzyklus für den Umgang mit Diversität vorgestellt. Der Zyklus setzt bei der Fähigkeit an, Vielfalt zu erkennen und zu verstehen. Im nächsten Schritt werden ausgewählte Methoden und Instrumente vorgestellt, mit denen die Entwicklung der Vielfalt gestaltet werden kann, bevor in der letzten Phase des Zyklus auf die Kontrolle der erzielten Ergebnisse eingegangen wird. Um einen effektiven Umgang mit Diversität im Krankenhaus zu verstetigen, gilt es, die Wertschätzung von Vielfalt zu einem Bestandteil der Unternehmenskultur zu machen. Diesem Anliegen ist der letzte Abschnitt des Buchs gewidmet. Im Einzelnen wurden die Kapitel von folgenden Personen zusammengestellt. Das erste und zweite Kapitel wurde von Frau Haupt, das vierte, fünfte und achte Kapitel wurde von Herrn Reuschl und das dritte, sechste und siebte Kapitel wurde von Herrn Pfannstiel geschrieben, ein vollständiges Literatur- und Stichwortverzeichnis verweist auf interessante weiterführende Beiträge und relevante Inhalte.

Der Diversitätsmanagementzyklus ist ein Teil der Ergebnisse des Forschungsprojektes Serivce4Health, das vom Bundesministerium für Bildung und Forschung (BMBF) unter dem Kennzeichen 01FL10046 gefördert wird. Projektträger des Vorhabens ist das Deutsche Zentrum für Luft- und Raumfahrt (DLR). Wir danken den zuständigen Mitarbeitern beim BMBF und DLR, insbesondere Herrn Klaus Zühlke-Robinet sowie unseren Projektpartnern für die konstruktive Zusammenarbeit im Projekt Service-4Health. Ein besonderer Dank gebührt Frau Angelika Kolb, die einen wertvollen Beitrag durch die Korrekturlesungen dieses Buchs geleistet hat.

Dem Kohlhammer Verlag – und hier Herrn Dominik Rose – danken wir für die Prüfung, Gestaltung und Drucklegung dieses Buchs.

Bayreuth, im Februar 2015

Ricarda B. Bouncken
Mario A. Pfannstiel
Andreas J. Reuschl
Anica Haupt

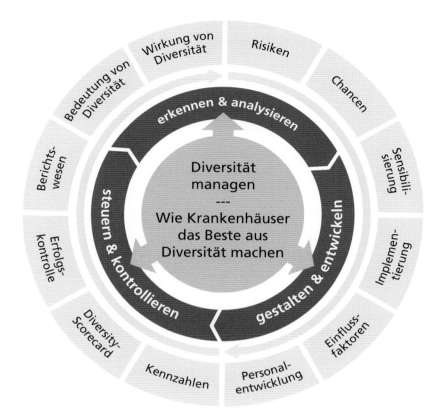

Wirkung von Diversität

Risiken

Bedeutung von Diversität

Chancen

Berichts-wesen

Sensibili-sierung

erkennen & analysieren

Diversität
managen

Wie Krankenhäuser
das Beste aus
Diversität machen

steuern & kontrollieren

gestalten & entwickeln

Erfolgs-kontrolle

Implemen-tierung

Diversity-Scorecard

Einfluss-faktoren

Kennzahlen

Personal-entwicklung

1 Herausforderung Diversität im Krankenhaus

1.1 Diversität hält Einzug in deutschen Krankenhäusern

Die zukünftigen Herausforderungen der Krankenhäuser in Deutschland hängen eng mit dem demografischen Wandel zusammen. Es ist davon auszugehen, dass die Bevölkerung in Deutschland insgesamt kleiner wird und das Duchschnittsalter steigt. Laut Berechnungen des statistischen Bundesamtes wird die Einwohnerzahl von derzeit 82 Mio. bis auf 74 Mio. Einwohner im Jahr 2050 schrumpfen (Statistisches Bundesamt 2009a, S. 12). In diesem Zusammenhang wird auch die Zahl der Erwerbstätigen bis zum Jahr 2060 um rund 20 Mio. abnehmen. Aus heutiger Perspektive entspräche diese Entwicklung einer Halbierung des Erwerbstätigenpotenzials in Deutschland.

Was sind die zukünftigen Herausforderungen für deutsche Krankenhäuser?

In Krankenhäusern zeichnet sich dieser demografische Wandel durch die Veränderung der Zusammensetzung der Krankenhausbelegschaft sowie der Patienten in Bezug auf Alter, Geschlecht und Ethnizität aus (Burkhart/Ostwald/Ehrhard 2012, S. 53). Das führt dazu, dass in Krankenhäusern vermehrt unterschiedliche Personengruppen aufeinandertreffen werden, wie beispielweise Männer und Frauen, Jüngere und Ältere, mit oder ohne Migrationshintergrund. Krankenhäuser müssen sich im Rahmen dieser Veränderung auf eine steigende personelle Vielfalt, sowohl bei den Beschäftigten als auch bei den Patienten einstellen. Zusätzlich werden all diese Personen Erwartungen sowie spezifische Bedürfnisse mit in das Krankenhaus bringen und fordern, dass sie in ihrer personellen Vielfalt wahrgenommen und wertgeschätzt werden.

Wie hält Diversität Einzug in deutsche Krankenhäuser?

Gleichzeitig bedeutet diese demografische Entwicklung, dass Krankenhäuser einer abnehmenden Zahl an Fachkräften bei einer wachsenden Nachfrage nach Gesundheitsdienstleistungen gegenüberstehen werden. Bereits heute verzeichnen viele Einrichtungen, insbesondere in ländlichen Regionen, einen gravierenden Fachkräftemangel. Dass einzelne Bemühungen und Instrumente nicht ausreichen, um einem Fachkräftemangel zu bewältigen, ist den meisten Krankenhäusern bewusst.

Wie wichtig ist das Thema Diversität für Krankenhäuser?

Eine Strategie, die die Krankenhäuser zunehmend nutzen, um dem Fachkräftemangel entgegenzuwirken, ist die Akquise von internationalen Fachkräften. Die daraus resultierende personelle Vielfalt der Belegschaften stellt besondere Anforderungen an das Personalmanagement und die

Führungskräfte im Krankenhaus. Der Chance, eine leistungsfähige Beleg-schaft aufrechtzuerhalten und eine bedarfsorientierte Patientenversorgung sicherzustellen, steht die Gefahr gegenüber, dass sich die Produktivität der Krankenhäuser durch Konflikte aufgrund von unterschiedlichen Wert-vorstellungen, Sprachbarrieren, Vorurteilen sowie Stereotypisierungen vermindert. Das Konfliktpotenzial und die Konfliktvielfalt sind bei zu-nehmender personeller Vielfalt in der Belegschaft häufig höher als zunächst angenommen (Vedder 2011, S. 20).

Daher ist es von entscheidender Bedeutung, die Auswirkungen der auftretenden und zunehmenden Diversität aus Sicht sämtlicher Mitarbeiter zu betrachten. Nur wenn ein Krankenhaus Rücksicht auf die Bedürfnisse und Erwartungen seiner international rekrutierten Mitarbeiter nimmt und diese bei der Integration in Deutschland unterstützt, wird es gelingen, die neuen Mitarbeiter langfristig an das Krankenhaus zu binden (Williams/ O'Reilly 1998, S. 77 ff.). Die Gefahr, dass immigrierte Ärzte und Pflege-kräfte bei der nächsten Möglichkeit das Krankenhaus wieder verlassen, ist real. Einen konkreten Überblick über die Entwicklung der Zu- und Abwanderung von Ärzten in Deutschland stellt die Abbildung 1.1 dar. Daraus wird ersichtlich, dass bis zum Jahr 2011 mehr Ärzte aus- statt zugewandert sind. Gleichwohl ist aus der Abbildung zu erkennen, dass die Zuwanderungsrate jährlich steigt und der Anteil ausländischer Ärzte im Krankenhaus wächst. Dieser Zuwachs deutet auch auf eine Zunahme der personellen Vielfalt in Krankenhäusern hin.

Abb. 1.1:
Zu- und Abwanderung von Ärzten. Quelle: Darstellung in Anlehnung an Reuschl, Pfannstiel, Bouncken (2013).

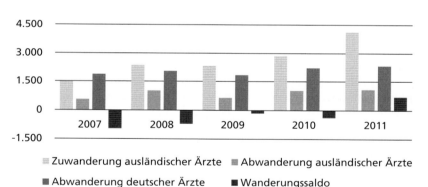

Dass Diversität Einzug in deutsche Krankenhäuser hält und eine zentrale Rolle sowohl auf der Seite der Patienten als auch auf Seiten der Be-schäftigten spielt, verdeutlichen die nachfolgenden Fallbeispiele. Sie sind exemplarische Beispiele dafür, wie der Krankenhausalltag vieler Kran-kenhäuser aussehen kann, wenn die personelle Vielfalt im Krankenhaus steigt und geeignete Maßnahmen sowie Strategien zur Bewältigung der damit zusammenhängenden Herausforderungen nur vereinzelt eingesetzt werden oder ganz fehlen. Unterteilt sind die Fallbeispiele in vier mögliche Situationen aus dem Tagesablauf eines Geschäftsführers, die zum einen auf Interviewaussagen von Führungskräften aus Krankenhäusern und zum anderen auf Fiktion basieren.

Fallbeispiele: Ein typischer Tag in einem deutschen Krankenhaus aus der Perspektive eines Geschäftsführers

Vormittags

> Stellen Sie sich mal vor, da steht heute Morgen eine morbide, schwerhörige 80-jährige einem schwarzhaarigen Arzt mit olivfarbener Haut gegenüber, der die 80-jährige zwar sehr freundlich anlächelt, aber irgendwie überhaupt nicht versteht, was diese ihm erzählt. Kurze Zeit später in der Patientenbesprechung beklagte sich meine einzige vollzeitbeschäftigte Psychotherapeutin über Missverständnisse in Therapieabsprachen mit ihm und meine Oberärzte beklagen sich über den Mehraufwand, den die Korrektur der vorgeschriebenen Arztbriefe erfordert, wenn sie von diesem Arzt geschrieben werden.

Das erste Fallbeispiel, in dem ein ausländischer Arzt mit einer hochbetagten Patientin interagiert, spiegelt eine alltägliche Situation wider, wie sie in Krankenhäusern zukünftig häufiger vorkommen wird. Der international rekrutierte Arzt versteht nicht, welches Anliegen seine Patientin ihm mitteilen möchte. Diese Kommunikationsschwierigkeiten können mehrere Ursachen haben. Zum einen stellen die interkulturelle Kommunikation und Interaktion aufgrund der unterschiedlichen Sprache sowie Kommunikationsmuster generell eine alltägliche Herausforderung für die betroffenen Akteure dar. Zum anderen kann es sein, dass die Artikulationsfähigkeit der Patientin aufgrund ihres fortgeschrittenen Alters beeinträchtigt ist. Diese Kommunikationsschwierigkeiten wirken sich auf den Behandlungsprozess aus. Es ist anzunehmen, dass zusätzliches medizinisches Personal hinzugezogen werden muss, um die Behandlung erfolgreich fortsetzen zu können und dass die Patientin sowie der behandelnde Arzt frustriert sein dürften. An diesem Beispiel wird deutlich, wie sich die zunehmende Diversität bezüglich Kultur und Alter auf das Geschehen im Krankenhaus auswirken können. Das zweite und dritte Fallbeispiel zur Mittagszeit verdeutlichen die Herausforderungen, die sich aus einem zunehmenden Fachkräftemangel ergeben.

Welche Probleme können auftreten, wenn Mitarbeiter und Patienten aus verschiedenen Kulturen interagieren?

Mittags

So zeigt das zweite Fallbeispiel, dass die Personalleiterin sich der Thematik des zunehmenden Fachkräftemangels und dessen Folgen zwar bewusst ist, es ihr aber an Ideen fehlt, mit welchen Maßnahmen sie dieser Problematik effektiv begegnen kann.

> Heute Mittag berichtete mir meine Personalleiterin, dass die Krankmeldungen bei den Frauen in den letzten Wochen alarmierend stark angestiegen sind und ihr langsam die Ideen ausgehen, wie sie den zu-

13

nehmenden Personalausfall noch kompensieren kann. Beispielsweise haben sich gestern auf der Intensivstation beide eingeteilten deutschen Krankenschwestern krankgemeldet. Die eine musste sich um ihre gestürzte, pflegebedürftige Mutter kümmern, die andere um ihre erkrankten Kinder. Das Problem war, dass die anderen beiden eingeteilten Pflegekräfte erst vor kurzem nach Deutschland gekommen sind und weder den Ablauf noch die deutsche Sprache beherrschen. Die diensthabende Pflegedienstleiterin holte notgedrungen eine ihrer fähigsten Kolleginnen von einer bereits unterbesetzten Station. Anschließend durfte sie auf dieser Station einen eskalierten Konflikt zwischen einer jüngeren und älteren Kollegin lösen. Die Jüngere beschwerte sich, dass vor allem sie nun die anfallende Mehrarbeit kompensieren müsse. Zudem bestand sie darauf, pünktlich nach Hause zu gehen, da sie durch die Doppelbelastung von Beruf und Familie schon genügend gestresst sei. Die ältere, rückengeschädigte Kollegin schüttelte daraufhin nur den Kopf und meinte, sie habe früher auch Familie und Beruf unter einem Hut bekommen und wurde nicht gefragt, wie sie es schaffte.

Welche Konflikte können auftreten, wenn die Altersdiversität in der Belegschaft zunimmt?

Die steigenden Krankmeldungen erforderten eine schnelle Reaktion der Pflegedienstleiterin. Um den Krankenhausbetrieb aufrechterhalten zu können, musste sie die vorhandenen Arbeitskräfte aufteilen und damit akzeptieren, dass die Belastung der übrigen Mitarbeiter weiter anstieg. Die Spannungen zwischen den Mitarbeitern nehmen in solchen Konstellationen zu und können sich schnell in Konflikte wie in diesem Fallbeispiel manifestieren, wenn mit ihnen inadäquat umgegangen wird (Thomas 2001, S. 42). Der Konflikt zwischen den beiden Mitarbeiterinnen eskalierte, weil beide Kolleginnen Verständnis und Rücksicht für ihre spezifische Situation von ihrer Kollegin erwarteten, ohne sich in die Situation der jeweils anderen hineinzuversetzen. Für Personalverantwortliche stellen solche Generationskonflikte eine besondere Herausforderung dar, weil sie aufgrund des Personalmangels auf die unterschiedlichsten Fachkräfte angewiesen sind. Sie müssen sowohl für jüngere als auch für ältere Mitarbeiter Angebote entwickeln, die es diesen ermöglicht, ihre persönlichen Belange mit den zunehmenden Arbeitsbelastungen zu vereinbaren. Das folgende Fallbeispiel zeigt, dass Diversität auch eine Rolle zwischen Patienten spielen.

Verschärft wurde die Situation noch durch einen aufkeimenden Konflikt zwischen zwei Patienten, die in einem Zimmer auf dieser Station untergebracht sind. Es handelt sich um einen älteren deutschen und einen jungen südländischen Patienten. Der Ältere fühlte sich von den ständigen Besuchen der Großfamilie des Jüngeren gestört und bestand auf einem Einbettzimmer. Gleichzeitig nahm er diese Auseinandersetzung zum Anlass, um sich über die »katastrophalen« Zustände auf dieser Station zu beklagen und eine Chefarztbehandlung einzufordern. Er drohte den bereits überforderten Mitarbeitern, das Krankenhaus zu verklagen, wenn man sich nicht sofort um seine Anliegen kümmert.

Mehrere Dinge können zu dem aufkeimenden Konflikt zwischen den Patienten in dieser Situation beigetragen haben. Einerseits schienen die unterschiedlichen, unausgesprochenen Einstellungen zum Empfang von Besuchern eine Rolle zu spielen. Andererseits kann es sein, dass die wahrgenommenen kulturellen Unterschiede zwischen den Patienten zu Vorurteilen und Denken in Stereotypen führten und die unterschiedlichen Ansichten zum Thema »Besuch von der Großfamilie« nur ein Auslöser eines Konflikts war, der auf der Angst vor dem Unbekannten basiert. Es können aber auch noch weitere Faktoren wie beispielsweise Neid zum Konflikt beigetragen haben. Zusätzlich wird deutlich, dass der ältere Patient die Auffassung hatte, er habe Vorrang vor anderen und die Chefarztbehandlung sowie ein Einzelzimmer seien eine Selbstverständlichkeit.

> Wie können sich unterschiedliche, kulturell geprägte Einstellungen zwischen Patienten äußern?

Nachmittags

Am Nachmittag musste der Geschäftsführer sich erneut mit einem Problem auseinandersetzen, welches der kulturellen Diversität zugrunde liegt. Ärzte, die eine Tätigkeit in Deutschland aufnehmen, treffen sowohl im alltäglichen Leben als auch im Berufsleben auf fremde Kulturen. Zudem bringen sie ihre eigene Kultur in ihre neue Umgebung mit ein. Die gemeinsamen, unausgesprochenen Einstellungen der jeweiligen Kultur sind für die Mitglieder der jeweils anderen Kultur unsichtbar (Schein 2010, S. 174). So ist es auch im folgenden Beispiel, in dem ein arabischer Arzt auf eine Oberärztin in einem deutschen Krankenhaus trifft. Beide brachten ihre persönlichen, kulturell geprägten Überzeugungen, Annahmen und Werte in die Interaktion mit ein. Ein wichtiger kultureller Unterschied zwischen den beiden Kulturen ist die Stellung der Frau. In der traditionellen arabischen Kultur dominiert der Mann die Frau. Dieser kulturelle Unterschied ist auch der Auslöser des Konflikts:

> Heute Nachmittag kam meine Oberärztin aufgeregt zur mir und berichtete, dass der neue Arzt mit arabischer Herkunft, den ich vor zwei Tagen eingestellt habe, versuchte, sie aus ihrem Zimmer zu werfen. Er weigerte sich, mit ihr in einem Zimmer zu sitzen, und reden wollte er mit ihr schon gar nicht. Dabei ist sie seine Vorgesetzte. Er hat das Haus heute wieder verlassen, mit der Begründung, dass Frauen für ihn nichts wert seien. Das ist eine Zumutung.

Die unterschiedlich kulturell geprägten Denk- und Verhaltensweisen der beteiligten Personen führte zu einer Situation, die Irritation und Ärger verursachte und zu einer Stegierung der Fluktuation führte. Statt Vorurteile abzubauen und gegenseitige Akzeptanz aufzubauen, verstärkte diese Begegnung die Vorurteile und die Stereotypisierung gegenüber der jeweils anderen Kultur.

Die Fallbeispiele zeigen, dass Diversität als Vielfalt sich nicht nur auf demografische Merkmale beschränkt, sondern eine komplexe Mischung aus sich ständig erneuernden Gedanken, Standpunkten und Verhaltensweisen der einzelnen Akteure mit einschließt (Thomas 2001, S. 27). Das lässt sich u. a. damit erklären, dass Individuen von ihren Mitmenschen, mit denen sie sich umgeben und von ihrer Umgebung, in der sie interagieren, stark beeinflusst und geprägt werden. Sie verinnerlichen alles, was um sie herum geschieht und entwickeln in diesem Prozess Überzeugungen und Annahmen, die allmählich ins Unbewusste wandern und unausgesprochenen das Handeln regeln, die Denkmuster und die Wahrnehmung prägen. Dieser Prozess verleiht dem Alltag der Individuen Bedeutung und Berechenbarkeit und hilft ihnen, in ihrem Umfeld zurechtzukommen (Schein 2010, S. 40). Stark vereinfacht lässt sich das Unbewusste mit dem verborgenen Teil eines Eisberges (▶ **Abb. 1.2**) vergleichen, in dem das Individuum alles sammelt, was es erlebt.

Abb. 1.2:
Das Eisbergmodell.
Quelle: Eigene
Darstellung.

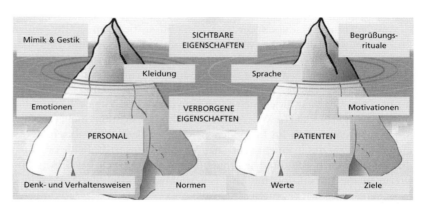

Der Eisberg in seiner ganzen Form kann als Metapher für zwischenmenschliche Kommunikation und Interaktionen verstanden werden. Es kann angenommen werden, dass Interaktionen zwischen Individuen nur zu einem kleinen Teil (ca. 20 %) über der Wasseroberfläche sichtbar ablaufen, der weitaus größere Teil (ca. 80 %) aber unter der Wasseroberfläche verborgen bleibt. Der verborgene Teil umfasst, wie aus der Abbildung 1.2 entnommen werden kann, Werte oder auch Denk- und Verhaltensweisen. Die Fallbeispiele zeigen, dass vor allem die unterschiedlichen unausgesprochenen Werte, und Überzeugungen, die für selbstverständlich gehalten wurden, die Grundlage der Konflikte waren (Ruch/Zimbardo 1974, S. 366 f.).

Da es gerade die unbewussten Unterschiede sind, die zu Schwierigkeiten führen, ist es wichtig, dass die Führungskräfte im Krankenhaus ein ausgeprägtes Gespür für kulturelle Unterschiede und deren Konsequenzen im Arbeitsumfeld entwickeln (Thomas 2001, S. 173). Dazu gehört insbesondere, dass sie die persönliche Verantwortung für den Umgang mit kultureller Vielfalt im Krankenhaus akzeptieren und ein Umfeld schaffen, in dem sich die unterschiedlichsten Mitarbeiter und Patienten gestärkt und eingebunden fühlen (Thomas 2001, S. 91 ff.).

Es lässt sich festhalten, dass Krankenhäuser zukünftig immer mehr ältere und morbidere Patienten mit weniger und ebenfalls älterem Personal zu versorgen haben. Der Rückgriff auf internationale Fachkräfte stellt eine Chance dar, aktiv auf den Fachkräftemangel zu reagieren. Die internationale Akquise bringt einerseits Vorteile, wie beispielsweise die Sicherstellung der Patientenversorgung mit sich. Andererseits jedoch auch neue Herausforderungen die in den Fallbeispielen veranschaulicht wurden. Ob die zunehmende personelle Vielfalt in diesem Kontext zu einem Rückgang oder zum Erfolg eines Krankenhauses beiträgt, hängt davon ab, wie gut diese es schaffen, mit den Chancen und Risiken von Diversität umzugehen.

Literatur

Burkhart M., Ostwald D. A., Ehrhard T. (2012) 112 – und niemand hilft, PricewaterhouseCoopers AG (PwC). Wirtschaftsforschungsinstitut (WifOR), Frankfurt/Main.

Reuschl A. J., Pfannstiel M. A., Bouncken R. B. (2013) Strategischer Fokus bei der internationalen Personalakquise, In: Bouncken R. B., Pfannstiel M. A., Reuschl A. J. (Hrsg.) Dienstleistungsmanagement im Krankenhaus I, Springer Gabler Verlag, Wiesbaden, S. 383–408.

Ruch F. L., Zimbardo P. G. (1974) Lehrbuch der Psychologie. Eine Einführung für Studenten der Psychologie, Medizin und Pädagogik, Springerverlag, Berlin.

Statistisches Bundesamt (2009a) Bevölkerung Deutschlands bis 2060, 12. Koordinierte Bevölkerungsabrechnung, Begleitmaterial zur Pressekonferenz am 18. November 2009, Berlin.

Thomas R. R. (2001) Management of Diversity, Neue Personalstrategien für Unternehmen, Wie passen Giraffe und Elefant in ein Haus?, 1. Aufl. Gabler Verlag, Wiesbaden.

Vedder G. (2011) Die Grundlagen von Diversity Management, In: Vedder G., Göbel E., Krause F. (Hrsg.) Fallstudien zum Diversity Management, Trierer Beiträge zum Diversity Management Bd. 12, Rainer Hampp Verlag, München/Mehring, S. 20–32.

Williams K. Y., O'Reilly C. A., (1998) Demography and diversity in organizations: A review of 40 years of research, In: Staw B. M., Cummings L. L. (Hrsg.) Research in Organizational Behavior, Vol. 20, pp. 77–140.

1.2 Diversität als Chance statt Risiko

Die derzeitigen Entwicklungen im Gesundheitswesen, insbesondere der zunehmende Fachkräftemangel, steigern die Relevanz des Themas Diversität für Krankenhäuser. Das Erkennen der Chancen und Risiken von Diversität kann den gegenwärtigen Führungskräften in Krankenhäusern helfen, innovative Lösungen und Konzepte für die Bewältigung ihrer Herausforderungen zu entwickeln und umzusetzen. Für Krankenhäuser

Warum sollten sich Krankenhäuser mit den Chancen und Gefahren von Diversität auseinandersetzen?

17

bedeutet dies, dass sie es teilweise selbst steuern können, ob Diversität zur Chance oder zum Risiko ihrer zukünftigen Entwicklung wird.

Die unterschiedlichen Wirkungsweisen von Diversität werden in der Wissenschaft und Praxis kontrovers diskutiert. Obwohl einige Organisationen von der Nutzung zahlreicher Erfahrungen, Ideen und Kompetenzen prosperieren, müssen sich andere mit den Kosten von Diversität im Sinne von Kommunikationsschwierigkeiten, unterschiedlichen Präferenzen und Konflikten zwischen Gruppen auseinandersetzen. Daher wird das Thema Diversität in der wissenschaftlichen Literatur häufig auch als »zweischneidiges Schwert« mit zahlreichen Vor- und Nachteilen betrachtet:

> Diversity thus appears to be a double-edged sword, increasing the opportunity for creativity as well as the likelihood that group members will be dissatisfied and fail to identify with group« (Milliken/Martins 1996, S. 403).

Aufgrund des aktuellen Trends stellt das Thema »Diversität« auch für Krankenhäuser ein zweischneidiges Schwert mit zahlreichen Vor- und Nachteilen dar. Auf diese Problematik wird im Folgenden näher eingegangen. Zunächst werden die Risiken dargestellt, die von Diversität ausgehen und anschließend werden die Chancen vorgestellt, die Diversität für Krankenhäuser eröffnet (▶ **Tab. 1.1**).

Welche Gefahren bringt Diversität mit sich?

Laut Harrison et al. (2002) gehört die Führung von diversen Belegschaften zu den schwierigsten Herausforderungen moderner Organisationen (Harrison 2002, S. 1029). So stellt auch die zunehmende Vielfalt der Belegschaft die Führungskräfte in Krankenhäusern vor zahlreiche Herausforderungen. Eine wesentliche Erklärung dafür ist, dass das Konfliktpotenzial in Belegschaften steigt, wenn Mitarbeiter unterschiedlicher Altersgruppen, kultureller Herkunft und unterschiedlicher Berufsgruppen mit unterschiedlicher Berufserfahrung zusammen arbeiten (Jehn/Mannix 2001, S. 240; Jehn/Northcraft/Neale 1999, S. 743). Konflikte, die der kulturellen Diversität zugrunde liegen, lassen sich dadurch begründen, dass sich Personen oft getäuscht oder bedroht von ihren Mitmenschen fühlen bzw. verärgert sind, wenn diese unterschiedliche Ansichten vertreten oder aus einem anderen Kulturkreis stammen (Manzoni/Strebel/Barsoux 2010, S. 3). So können beispielsweise ethnische und religiöse Unterschiede soziale Barrieren darstellen, die den Kommunikationsaustausch zwischen Mitarbeitern sowie zwischen Mitarbeitern und Patienten erschweren. Gefördert werden solche kulturell geprägten Kommunikationsschwierigkeiten häufig durch Sprachbarrieren international rekrutierter Mitarbeiter, die zudem mangelndes Vertrauen bei Patienten und Kollegen hervorrufen können. Aus den Kommunikationsbarrieren und dem mangelnden Vertrauen können Missverständnisse entstehen, die wiederum die Interaktionen zwischen den jeweiligen Parteien beeinträchtigen (Grafton/Knowles/Owen 2004). Im Krankenhaus ist dies besonders kritisch, da ein ungenügender Austausch zwischen Mitarbeitern sowie zwischen Mitarbeitern und Patienten zu gravierenden Behandlungsfehlern führen kann (Burkhart/Ostwald/Ehrhard 2012, S. 7 ff.; Karl-Trummer et al. 2010, S. 340 ff.).

Hinzu kommt, dass sich Personalverantwortliche aufgrund der gestiegenen Altersdiversität vermehrt mit Generationskonflikten in Belegschaften auseinandersetzen müssen. Ein wesentlicher Konflikttreiber sind die zeitlichen Beanspruchungen aufgrund von Schichtarbeit, Bereitschaftsdiensten und anfallender Mehrarbeit. Es ist davon auszugehen, dass derartig ungünstige Arbeitsbedingungen von Mitarbeitern mit zunehmendem Alter schwieriger zu bewältigen sind und mit einem hohen Gesundheitsrisiko einhergehen.

Demgegenüber stehen junge Mitarbeiter, die sogenannte Generation Y, die sich durch eine veränderte Anspruchshaltung auszeichnen. Aus Sicht dieser Mitarbeiter ist die aktuelle Arbeitssituation im Hinblick auf die Vereinbarkeit von Beruf und Privatleben wenig attraktiv. Sie streben eine Karriere an und möchten gleichzeitig eine Familie gründen. Für eine ausgeglichene Lebensführung fordern sie mehr Zeit für Familie und Freizeit. Diese neue Anspruchshaltung führt bei älteren Mitarbeitern immer wieder zu Frustration. Oftmals vertreten diese die Ansicht, dass jüngere Kollegen ältere Kollegen entlasten sollten. Dazu gehört vor allem die Übernahme von Nachtschichten (Hasselhorn/Müller 2005, S. 22 ff.). Für Krankenhäuser sind solche Generationskonflikte besonders schwerwiegend, da sie aufgrund des zunehmenden Fachkräftemangels sowohl auf junge als auch auf ältere Mitarbeiter angewiesen sind. Festgehalten werden kann, dass fehlende Sprachkenntnisse, kulturell geprägte Konflikte und Generationskonflikte die Interaktionen und Arbeitsprozesse im Krankenhaus stören. Diese Störungen wirken sich negativ auf die Zufriedenheit der Patienten und Mitarbeiter sowie auf die soziale Integration neuer Kollegen aus. Außerdem mindern sie die Moral und den Zusammenhalt der Belegschaften. Dies spiegelt sich oftmals in der Fluktuation sowie in einer verschlechterten Produktivität des Krankenhauses wider (Williams/O'Reilly, 1998, S. 77 ff.).

Gleichzeitig kann eine zunehmende Diversität aber auch neue Chancen für Krankenhäuser eröffnen, wenn verantwortliche Entscheidungsträger die Vorteile vielfältiger Belegschaften erkennen und Strategien für den effektiven Umgang mit diesen entwickeln. Zu den derzeitig vorstellbaren Strategien gehört die Rekrutierung internationaler Mitarbeiter in Krankenhäusern, um vakante Stellen neu besetzen zu können. Zudem können dadurch die Mitarbeiter entlastet und unterstützt werden. Auf diese Weise können Mitarbeiter mehr Zeit für einzelne Aufgaben und Patienten gewinnen. Dies kann zu einer gesteigerten Zufriedenheit und gegenseitigen Wertschätzung von Patienten und Mitarbeitern führen. Allgemein ist davon auszugehen, dass zufriedene Mitarbeiter motivierter und weniger krank sind sowie seltener krankheitsbedingt ausscheiden. Die Rekrutierung und Bindung internationaler Mitarbeiter hilft den Krankenhäusern, eine leistungsfähige Belegschaft aufrechtzuerhalten und dem Fachkräftemangel entgegenzuwirken (Carr-Ruffino 1996, S. 25).

Ein weiterer Vorteil vielfältiger Belegschaften ist, dass Mitarbeiter Wissen, Fähigkeiten und Erfahrungen zusammenbringen, die sich gegenseitig ergänzen und sich positiv auf die Produktivität auswirken können. So verfügen Mitarbeiter beispielsweise über unterschiedliches, wertvolles und

Welche Chancen eröffnet Diversität für Krankenhäuser?

wettbewerbsrelevantes Wissen über die Planung, Gestaltung und Durchführung von Arbeitsprozessen, die Erreichung von Zielen sowie die effektive Teamarbeit. Wenn Krankenhäuser den verschiedenartigen Mitarbeitern die Möglichkeit geben, ihr Wissen und ihre Ansichten in den Arbeitsalltag einzubringen, kann es diesen helfen, ihre Aufgaben besser zu erfüllen. Gleichzeitig trägt ein aktiver Wissensaustausch zwischen den unterschiedlichsten Mitarbeitern zur Erweiterung des kulturellen Horizonts, zum kreativen Denken und zur Generierung von Innovationen bei (Carr-Ruffino 1996, S. 25).

Die Chancen und Risiken, die in Tabelle 1.1 noch einmal gegenübergestellt werden, zeigen, dass eine vielfältige Belegschaft die Produktivität eines Krankenhauses sowohl positiv als auch negativ beeinflussen kann.

Tab. 1.1:
Risiken und Chancen
von Diversität
Quelle: Eigene
Darstellung.

Risiken	Chancen
Sprach- und Kommunikations-barrieren	Sicherstellung einer bedarfsgerechten Versorgung
Missverständnisse und kulturelle Konflikte	Rekrutierung und Bindung qualifizierter Mitarbeiter
Generationskonflikte	Entlastung der bisherigen Mitarbeiter
Unzufriedene Mitarbeiter und Patienten	Erweiterung des kulturellen Horizonts
Fluktuation	Hervorbringung von Innovationen (medizinischer Fortschritt)

Wovon hängt es ab, ob
Diversität zur Chance
oder zum Risiko wird?

Ob eine vielfältige Belegschaft effizient zusammenarbeiten kann und somit zur Produktivität des Krankenhauses beiträgt, hängt davon ab, wie gut die einzelnen Mitarbeiter in die Belegschaft integriert sind. Eine wesentliche Voraussetzung dafür ist, dass die einzelnen Mitarbeiter die Werte, Erfahrungen, Ziele ihrer Kollegen kennen und achten. Zudem ist es entscheidend, dass die Mitarbeiter spüren, dass sie von ihrem Arbeitgeber, dem Krankenhaus wertgeschätzt werden und dieses sich um die Belange der Mitarbeiter sorgt. Erst wenn Mitarbeiter ihre Überzeugungen und Einstellungen von »Wir sind alle gleich« zu den Einstellungen »Wir alle sind einzigartig« ändern, kann ein positives Diversitätsklima im Krankenhaus entstehen, welches zur Produktivität beiträgt. Dazu müssen sich Führungskräfte in Krankenhäusern mit dem Konzept Diversität als Ganzes beschäftigen und einen Rahmen schaffen, in dem sich die Vielfalt der Mitarbeiter positiv entfalten kann (Cox 1991, S. 81). Ein möglicher Ansatz hierzu ist die Implementierung eines ganzheitlichen Diversitätsmanagement, welches alle Mitarbeiter auf allen Ebenen des Krankenhauses einbezieht und niemanden ausschließt (Carr-Ruffino 1996, S. 519).

Literatur

Burkhart M, Ostwald DA, Ehrhard T (2012) 112 – und niemand hilft, PricewaterhouseCoopers AG (PwC). Wirtschaftsforschungsinstitut (WifOR), Frankfurt/Main.

Carr-Ruffino N (1996) Managing Diversity People Skills for a Multicultural Workplace, International Thomson Publishing, Ohio.

Cox TH, Finley-Nickelson J (1991) Models of Acculturation for Intraorganizational Cultural Diversity, Canadian Journal of Administrative Sciences, Vol. 8, No. 2, pp. 99–100.

Hasselhorn H, Müller BH (2004) Arbeitsbelastung und -beanspruchung bei Pflegepersonal in Europa – Ergebnisse von der NEXT – Studie, In: Badura B., Schellschmidt H., Vetter C. (Hrsg.) Fehlzeiten-Report 2004, Springerverlag, Berlin, S. 21–47.

Jehn KA, Mannix EA (2001) The Dynamic Nature of Conflict: A Longitudinal Study of Intergroup Conflict and Group Performance, Academy of Management Journal, Vol. 44, No. 2, pp. 238–251.

Jehn KA, Northcraft GB, Neale MA (1999) Why Differences Make a Difference: A Field Study of Diversity, Conflict, and Performance in Workgroup, Administrative Science Quarterly, Vol. 44, No. 4, pp. 741–763.

Karl-Trummer U, Novak-Zezula S, Glatz A, Metzler B (2010) »Zwei Mal, Bitte?', dann hat die keine Geduld mehr und schimpft sie schon«, Kulturelle Lernprozesse zur Integration von migrantischen Pflegekräften, SWS – Rundschau, Jg. 50, Heft 3, S. 340–356. (Im Original: http://c-hm.com/Säkularisierungsprozess-Trummer_et_al.pdf)

Manzoni J-F, Strebel P, Barsoux J-L (2010) Why Diversity Can Backfire On Company Boards, Wall Street Journal – Eastern Edition, Vol. 255, Iss. 19, p. 3.

Milliken FJ, Martins LL (1996) Searching for Common Threads: Understanding the Multiple Effects of Diversity in Organizational Groups, Academy of Management Review, Vol. 21, No. 2, pp. 402–433.

Williams KY, O'Reilly CA (1998) Demography and diversity in organizations: A review of 40 years of research, In: Staw BM, Cummings LL (Eds.) Research in Organizational Behavior, Vol. 20, pp. 77–140.

1.3 »Viele« oder »Vielfalt«?

In Krankenhäusern treffen wir auf »viele« verschiedene Personen. Auf den Fluren, Stationen und Patientenzimmern, begegnen sich Menschen aus unterschiedlichen Nationen, Alters- und Berufsgruppen. Sei es beispielsweise der ausländische Arzt, die Krankenschwester, die demnächst ihr 30-jähriges Betriebsjubiläum feiert, der 100-jährige Patient, der eine neue Hüfte braucht, die schwangere Oberärztin, die gerade ihr erstes Kind erwartet, der junge Medizinabsolvent aus Harvard, der eine schnelle Karriere anstrebt oder der Pfleger, der sich im letzten Ausbildungsjahr befindet und vor allem auf eine ausgeglichene Worklife-Balance besteht. Viele dieser Personen arbeiten oder verweilen im Krankenhaus, ohne dass sie sich jemals kennenlernen. Sie existieren nebeneinanderher.

Was ist der Unterschied zwischen »Viele« und »Vielfalt?«

»Viele« und »Vielfalt« sind zwei voneinander abzugrenzende Begriffe. »Viele« beschreibt im ersten Schritt lediglich quantitativ die Existenz von verschiedensten Individuen. Vielfalt bzw. Diversität hingegen entsteht erst dann, wenn diese »vielen« Personen miteinander in Kontakt treten und anfangen, miteinander zu agieren. Bezogen auf Krankenhäuser bedeutet dies, dass erst dann Vielfalt bzw. Diversität herrscht, wenn unterschiedliche Mitarbeiter aus unterschiedlichen Altersklassen, Nationen und beruflichen Qualifizierungen Patienten mit unterschiedlichen Hintergründen behandeln. Ein Szenario das sich zukünftig in deutschen Krankenhäusern ereignen könnte, wäre folgendes:

> Ein 90-jähriger deutscher Patient, der unter Demenz leidet, wird widerwillig von seinen Angehörigen ins Krankenhaus eingeliefert, um eine neue Hüfte eingesetzt zu bekommen. Der behandelnde Arzt, der ein Spezialist für Hüftoperationen ist, kommt aus einem fremdsprachigen Land. Der Ablauf von Hüftoperationen in dem deutschen Krankenhaus ähnelt den Ablauf von Hüftoperationen in seinem Heimatland, aber die Interaktionen mit seinen Kollegen, dem Patienten und seinen Angehörigen gestaltet sich aufgrund von Sprachbarrieren schwierig. Die Angehörigen sind verunsichert und suchen das Gespräch mit der Krankenhausleitung. Der Geschäftsführer versichert den Angehörigen, dass der behandelnde Arzt eine Koryphäe auf seinem Gebiet ist. Trotzdem sind die Angehörigen der Ansicht, dass der 90-jährige Patient aufgrund seiner Demenz eine speziell auf ihn zugeschnittene Behandlung verdiene.

Das Szenario zeigt, dass zukünftig vermehrt ältere und morbidere Patienten mit einer gestiegenen Erwartungshaltung auf zunehmend unterbesetzte Belegschaften treffen können, die sich aus unterschiedlichen Altersklassen, Nationen und beruflichen Qualifizierungen zusammensetzen. Damit steigen für Krankenhausleitungen die Herausforderungen, Mitarbeitern und Patienten mit unterschiedlichen kulturellen Prägungen, Erwartungshaltungen und Altersklassen gerecht werden zu können.

In welchen Interaktionsvarianten tritt Diversität im Krankenhaus auf?

Um allen diesen Herausforderungen begegnen zu können, muss ein grundsätzliches Verständnis dafür geschaffen werden, welche Personen miteinander interagieren und wie sich diese Interaktionen auswirken. Zu den zwei entscheidenden Gruppen, die im Krankenhaus miteinander agieren, gehören das medizinische Personal und die Patienten. Zudem agieren die Mitarbeiter und Patienten jeweils untereinander. Damit lassen sich im Wesentlichen die Interaktionen in einem Krankenhaus in drei Varianten aufteilen: die Interaktionsvariante zwischen Mitarbeitern (1), die Variante zwischen Patienten (2) sowie die Interaktionsvariante zwischen Mitarbeitern und Patienten (3). Der Zusammenhang ist in Abbildung 1.3 dargestellt.

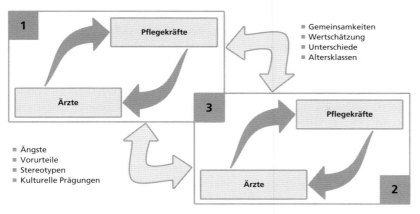

Abb. 1.3:
Interaktionsvarianten
im Krankenhaus.
Quelle: Eigene
Darstellung.

Viele Personen fühlen sich dann von ihren Mitmenschen verstanden und akzeptiert, wenn diese ihnen sehr ähnlich sind. Auf der anderen Seite können wahrgenommene Unterschiede negative Einstellungen hervorrufen, die einen anerkennenden und wertschätzenden Umgang miteinander erschweren. Oftmals basieren diese negativen Einstellungen auf Ängsten vor dem Unbekannten. Negative Einstellungen in Form von Stereotypisierung und Vorurteilen lassen sich sowohl bei den Interaktionen zwischen den Mitarbeitern, zwischen den Patienten als auch zwischen den Mitarbeitern und Patienten finden. Die Auseinandersetzung mit Unterschieden hilft vielen Menschen, Berührungsängste abzubauen und ein Verständnis für Personen zu entwickeln, die anders sind als sie selbst (Carr-Ruffino 1996, S. 522). So können beispielsweise kulturelle Sensibilitätstrainings dazu beitragen, dass Stereotypen und Vorurteile in wertvolles kulturspezifisches Wissen und Erfahrungen umgewandelt werden, die es den Teilnehmenden ermöglichen, mehr Empathie für Andersdenkende zu entwickeln und vertrauensvolle Beziehungen zu ihnen aufzubauen.

Daher sollten Krankenhäuser, die auf der Suche nach strategischen Vorteilen sind, Mechanismen entwickeln, die den Mitarbeitern helfen, richtig mit der zunehmenden Diversität im Krankenhaus umzugehen und diese zu nutzen. Dafür ist es entscheidend, dass Krankenhäuser erkennen, dass viele verschiedene Mitarbeiter alleine nicht ausreichen, um einen strategischen Vorteil aus diversen Belegschaften zu erlangen (Dass/Parker 1996 S. 369).

Ein strategischer Vorteil durch Diversität entsteht für Krankenhäuser erst dann, wenn diese es schaffen, ein Diversitätsmanagement zu etablieren, das fähig ist, effektiv mit Diversität umzugehen, indem interne Diversitätsstrategien und -strukturen auf die äußeren Treiber, z. B. den zunehmenden Wettbewerb um die bestqualifizierten Fachkräfte abgestimmt werden. In diesem Zusammenhang enthält eine Diversitätsstrategie mehr als eine Erklärung zu strategischen Diversitätsabsichten. Ein strategischer Vorteil aus diversen Belegschaften entsteht erst dann, wenn das Diversi-

Unter welcher Voraussetzung können Krankenhäuser einen strategischen Vorteil durch die Nutzung von Diversität erhalten?

23

tätsmanagement in alle Funktionen, Bereichen und Aktivitäten des Krankenhauses einbezogen wird (Dass/Parker 1996, S. 369).

Damit sich Diversität auf allen Ebenen im Krankenhaus entfalten kann, müssen die Entscheidungsträger eine klare Vision im Krankenhaus kommunizieren und verbreiten. Erst wenn in einem Krankenhaus eine Kultur entsteht, die die Unterschiede versteht, respektiert und wertschätzt, können diverse Belegschaften zu Produktivitätsverbesserung beitragen (Conference Board 1992, S. 10).

Um eine klare Vision von Diversität im Krankenhaus zu erzeugen, müssen zunächst die Entscheidungsträger eine genaue Vorstellung davon haben, was Diversität ist und welche Dimensionen das Konzept umfasst. Erst wenn deutlich ist, wie die einzelnen Dimensionen zusammenhängen und wie sie sich zu einem Wirkungsgefüge zusammensetzen, kann eine solide Basis für eine klare Vision von Diversität geschaffen werden. Nachdem in diesem Abschnitt veranschaulicht wurde, dass Vielfalt mehr ist als die lediglich quantitative Präsenz von Individuen, wird im nächsten Kapitel gezeigt, wie Entscheidungsträger Diversität im Krankenhaus durch eine klare Begriffsbestimmung und -abgrenzung entdecken können.

Literatur

Carr-Ruffino N (1996) Managing Diversity People Skills for a Multicultural Workplace, International Thomson Publishing, Ohio.
Conference Board (1992) In Diversity Is Strength: Capitalizing on the new work force. 75th Anniversary Symposia Series. Report No. 994, New York.
Dass P, Parker B (1996) Diversity: A Strategic Issue, In: Kossek EE, Lobel SA (eds.) Managing Diversity, Human Resource Strategies for Transforming the Workplace, Blackwell Business, Cambridge, pp. 365–391.

1.4   Leitfragen

Leitfragen Teil A

- Was sind die zukünftigen Herausforderungen für deutsche Krankenhäuser?
- Wie hält Diversität Einzug in deutsche Krankenhäuser?
- Wie wichtig ist das Thema Diversität für Krankenhäuser?
- Welche Probleme können auftreten, wenn Mitarbeiter und Patienten aus verschiedenen Kulturen interagieren?
- Welche Konflikte können auftreten, wenn die Altersdiversität in der Belegschaft zunimmt?
- Wie können sich unterschiedliche, kulturell geprägte Einstellungen zwischen Patienten äußern?

Leitfragen Teil B

- Warum sollten sich Krankenhäuser mit den Chancen und Gefahren von Diversität auseinandersetzen?
- Welche Gefahren bringt Diversität mit sich?
- Welche Chancen eröffnet Diversität für Krankenhäuser?
- Wovon hängt es ab, ob Diversität zur Chance oder zum Risiko wird?

Leitfragen Teil C

- Was ist der Unterschied zwischen »Viele« und »Vielfalt«?
- In welchen Interaktionsvarianten kann Diversität im Krankenhaus auftreten?
- Unter welcher Voraussetzung können Krankenhäuser einen strategischen Vorteil durch die Nutzung von Diversität erhalten?

2 Diversitätsbasis im Krankenhaus

2.1 Diversität entdecken

Diversität bezieht sich allgemein auf Unterschiede von sichtbaren und verborgenen Persönlichkeitsmerkmalen von Mitgliedern einer Gruppe und kann mit den Begriffen Vielfalt, Vielfältigkeit, Heterogenität sowie Ungleichheit beschrieben werden (McGrath/Berdahl/Arrow 1995, S. 17 ff.). Eine spezifischere Definition konnte aufgrund der unterschiedlichen Fragestellungen und Untersuchungsmöglichkeiten in Bezug auf Diversität weder in der wissenschaftlichen Literatur noch in der Praxis herausgearbeitet werden.

Die historischen Wurzeln von Diversität und Diversity Management führen zu den sozialen Protesten der US-amerikanischen Bürgerrechtsbewegung zurück. Infolge dieser Proteste gab es die gesetzliche Verpflichtung für Arbeitgeber, die Chancengleichheit aller Beschäftigten zu fördern. Gleichzeitig entstand in den USA eine neue Diversity Management Bewegung, in der sich die Argumentationslinie von »gegen die Diskriminierung kämpfen« hin zu einer »gezielten Nutzung interkultureller Kompetenzen« änderte. Diversity Management Pioniere (► Tab. 2.1) nutzten diesen Trend und erarbeiteten eine wissenschaftliche Basis zu den Auswirkungen von Diversität im betrieblichen Kontext. Eine Auswahl der relevanten Studien ist in der nachfolgenden Tabelle dargestellt.

Tab. 2.1:
Diversity Management Pioniere
Quelle: Eigene Darstellung.

Autor	Jahr	Titel der Veröffentlichung
Jackson S.	1992	Diversity in the Workplace: Human Resources Initiatives.
Thomas R. R.	1995	»A diversity Framewok.« Diversity in Organizations. New Perspectives for a Changing Workplace.
Cross E.	2000	Managing Diversity-The Courage to lead.
Cox T.	2001	Creating the Multicultural Organization. A Strategy for Capturing the Power of Diversity.
Loden M., Rosener J.	2001	Workforce America! Managing Employee Diversity as a Vital Resource.
Gardenswartz L., Rowe A.	2002	Diverse Teams at Work. Capitalizing on the Power of Diversity.

Einen entscheidenden Aufwind erhielt diese Diversity Management Bewegung durch die Veröffentlichung der »Workforce 2000« Studie von Johnston und Parker (1987), in welcher die Veränderungen des amerikanischen Arbeitsmarktes und die daraus entstehen Rekrutierungsprobleme der Unternehmen aufgezeigt wurden.

In Deutschland wurde das Konzept Diversität bzw. Diversity Management erst später im wissenschaftlichen Diskurs aufgegriffen. Parallel zu der Wissenschaft begannen Interessenverbände, Beratungen und erste Unternehmen sich mit der Diversität in Organisationen zu beschäftigen. Angesichts der Internationalisierung und des demografischen Wandels gewinnt der Umgang mit und die Nutzung von Diversität für Unternehmen und Organisationen weiterhin an Bedeutung.

Aus den vorangegangen Abschnitten wird deutlich, dass das Konzept Diversität aufgrund seiner historischen Entwicklung sowohl in der Wissenschaft als auch in der Praxis auf unterschiedlichen Ansätzen beruht. Dennoch hat sich der Begriff »Diversität« international durchsetzen können und repräsentiert ein Synonym für Heterogenität, Unterschiedlichkeit und z. B. Ungleichheit. Eine differenziertere Definition des Begriffs Diversität bietet die Definition von Harrison und Klein (2007):

Wie lässt sich der Begriff Diversität definieren?

> »We use »diversity« to describe the distribution of differences among the members of a unit with respect to a common attribute, X, such as tenure, conscientiousness, task attitude, or pay. Diversity is a unit-level, compositional construct« (Harrison/Klein 2007, S. 1200).

Mit dieser Definition wird die Diversität hinsichtlich ausgewählter Merkmale beschrieben. Die Definition öffnet den Begriff Diversität somit für verschiedenste Analyse- oder Betrachtungsvarianten. So kann die Diversität auf Basis eines Merkmals oder auf der Grundlage eines Fächers von Merkmalen eingegrenzt und untersucht werden.

Die Unterschiede und Gemeinsamkeiten der Mitglieder einer Einheit lassen sich in bestimmten Dimensionen betrachten, in der Literatur werden diese unterschiedlich systematisiert. Mitunter werden die Dimensionen in visuell attribuierten und nicht visuell wahrnehmbaren (latenten) Unterschieden klassifiziert. Zum Beispiel unterteilen Harrison et al. Diversität in sichtbare demografische Diversitätsmerkmale wie Alter, Geschlecht, ethnische Herkunft, Religion und Bildungsstand (surface-level diversity) sowie in nicht sichtbare Merkmale wie kulturelle Werthaltung und Erfahrung (deep-level diversity) (Harrison 2002, S. 1029 ff.). Eine Auswahl an relevanten Systematisierungen von Diversität wird nachfolgend dargestellt.

Eine vielschichtige Systematisierung verschiedener Dimensionen personeller Vielfalt, die häufig von der einschlägigen Literatur aufgegriffen wird, bietet das »4 Layers of Diversity« Modell von Gardenswartz und Rowe (2003). Sie unterteilen Diversität in 4 Ebenen, denen sie jeweils unterschiedliche Diversitätsdimensionen zuordnen (▶ **Abb. 2.1**).

Wie lassen sich die verschiedenen Dimensionen personeller Vielfalt systematisieren?

Abb. 2.1:
Die vier Ebenen von
Diversitätsdimen-
sionen.
Quelle: Darstellung
in Anlehnung an
Gardenswartz und
Rowe (2003).

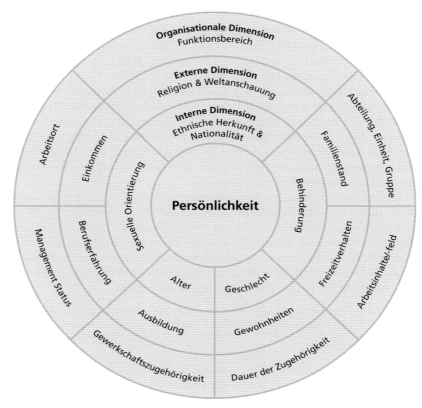

Im Mittelpunkt stehen die Unterschiede und Gemeinsamkeiten zwischen den Mitgliedern hinsichtlich der Persönlichkeitsmerkmale, die schwer zu erfassen sind. Dazu gehören u. a. die Einstellungen gegenüber anderen Personen. Daran angrenzend ist die nahezu unveränderbare interne Dimension angeordnet. Diese umfasst u. a. Persönlichkeitsmerkmale wie bspw. das Alter, das Geschlecht und die ethnische Herkunft. Diese Dimension entspricht in etwa der »surface-level diversity« Dimension von Harrison et al. (1998, S. 88).

Die dritte Ebene, die externe Dimension, beinhaltet Merkmale, die durch den Einzelnen im Laufe der Zeit verändert werden können, wie beispielsweise die Ausbildung, berufliche Erfahrungen oder Familienstand. Die externe Dimension ähnelt der »deep-level diversity« Dimension von Harrison et al. (ebenda). Ergänzt werden die personenbezogenen Dimensionen durch die organisationale Dimension auf vierter Ebene. Diese Dimension wird durch die Art der Zugehörigkeit innerhalb einer Organisation oder eines Unternehmens bestimmt (Gardenswartz/Rowe 2003, S. 31 ff.).

Vor dem Hintergrund der Internationalisierung und des demografischen Wandels stehen in Deutschland die demografischen Merkmale Alter, Interkulturalität (ethnische Herkunft und Nationalität) und Geschlecht im Fokus der betriebswissenschaftlichen Diskussion. In der Systematik von Gardenswartz/Rowe (2003) werden diese Merkmale der externen Dimension zugeordnet. Analog zur demografischen Entwicklung in Deutschland stehen auch Krankenhäuser vor enormen demografischen Herausforderungen, die zu wesentlichen Veränderungen bei den Merkmalen Alter, Geschlecht und der Interkulturalität führen. Diese werden im Folgenden kurz vorgestellt und in den nachfolgenden Abschnitten »Demografische Diversität« und »Kulturell-ethnische Diversität« vertieft. Dabei wird Rückbezug auf die Fallstudie im ersten Abschnitt 1.1 genommen.

Die Diskussion um das Merkmal »Alter« gewinnt für Krankenhäuser angesichts des Umstands, dass die Bevölkerung in Deutschland schrumpft, älter und vielfältiger wird, an Intensität und Bedeutung. Der relevante Untersuchungsaspekt hierzu beschäftigt sich vor allem mit Veränderungen und Auswirkungen von Altersstrukturen. So prognostizieren Hochrechnungen des Statistischen Bundesamts, dass im Jahr 2060 in Deutschland doppelt so viele 70-jährige leben, wie Kinder geboren werden. Die Einwohnerzahl Deutschlands wird auf 70 bis 65 Millionen Menschen sinken (Statistisches Bundesamt 2009a, S. 12). Parallel steigt die durchschnittliche Lebenserwartung. Bis 2030 wird die Zahl der über 80-Jährigen um rund 60 Prozent zunehmen (Bundesinstitut für Bau, Stadt- und Raumforschung 2012). Bereits 2020 werden rund 40 Prozent der Beschäftigten in den deutschen Unternehmen, zu denen auch Krankenhäuser als Gesundheitsunternehmen zählen, älter als 50 Jahre sein (Watson 2011). Diese Entwicklung wirkt sich auch auf die Zusammensetzung und Beschäftigungsfähigkeit der Mitarbeiter in Organisationen aus. Zukünftig treffen auch aufgrund eines längeren Arbeitsleben bis zu vier Generationen aufeinander, die unterschiedliche Einstellungen in das Arbeitsleben einbringen (► Tab. 2.2).

	Traditionals (1946-1955)	Baby-Boomer (1956-1965)	Generation X (1966-1980)	Generation Y (ab 1980)
Werthaltungen	Autoritär, diszipliniert, loyal	Idealistisch, teamorientiert, karriereorientiert	Pragmatisch, selbstständig, hohe Lebensqualität	Technologieaffin, werteorientiert, hier & jetzt
Motto	Work first!	Live to work!	Work to live!	live@work!
Kommunikation	Persönlich	Telefon	E-Mail, Handy	Web 2.0

Tab. 2.2: Generationenmix in der Arbeitswelt. Quelle: Darstellung in Anlehnung an ManpowerGroup (2010), Charta der Vielfalt (2011, S. 46).

Tab. 2.2:
Generationenmix in
der Arbeitswelt.
– Fortsetzung

	Traditionals (1946-1955)	Baby-Boomer (1956-1965)	Generation X (1966-1980)	Generation Y (ab 1980)
Motivation	Position zählt, Respekt für ihren Einsatz, Anerkennung ihrer Erfahrungen	Wertschätzung ihrer Erfahrung, Gefühl, gebraucht zu werden	Freiheitsgrad in der Arbeitsgestaltung, Entwicklungsmöglichkeiten, Work-Life-Balance	Spaß an der Arbeit, Beitrag leisten, Kollegen haben die gleiche Wellenlänge, vernetzt sein
Arbeitszeit	9 to 5	Lange Arbeitszeit= Erfolg	Gehen, wenn Arbeit erledigt ist	Keine kategorische Trennung von Leben und Arbeiten
Eine gute Führungskraft	…gibt klar und konsequent die Richtung vor.	…ist immer für das Team da.	…ist vertrauenswürdig und kompetent.	…unterstützt als Ratgeber/in und Mentor/in

Die Dimension »Geschlecht«, welche bereits seit Jahrzehnten Gegenstand sogenannter »Gender Studies« der betriebswirtschaftlichen Forschung ist, findet demografiebedingt auch im Diversity Management eine weit verbreitete Beachtung (Krell 2005, S. 17 ff.). Im Krankenhaus spielt sie insbesondere vor dem Hintergrund des zunehmenden Fachkräftemangels eine zentrale Rolle. Frauen werden in diesem Zusammenhang als eine bisher nicht genügend beachtete Gruppe der Belegschaft gewürdigt. Ziel ist es, Frauen langfristig und nachhaltig in allen Bereichen des Krankenhauses einzubinden. Zentrale Themen des Diversity Management in Bezug auf die Dimension »Geschlecht« sind vor allem die berufliche Chancengleichheit von Männern und Frauen sowie die Vereinbarkeit von Familie und Beruf. Im Rahmen dessen werden auch die Einstellungs- und Personalentwicklungsprozesse auf »Filter«, die letztendlich die »gläserne Decke« in Organisationen ausmachen, untersucht. Die »gläserne Decke« ist das Level in Organisationen, ab dem der Anteil der Frauen signifikant abnimmt (Charta der Vielfalt 2011, S. 2).

Die Dimension »Interkulturalität« beschäftigt sich mit Mitarbeitern und Kunden internationaler Herkunft sowie mit unterschiedlichen kulturellen Hintergründen. Vor dem Hintergrund, dass Kultur das menschliche Verhalten von Mitarbeitern und Patienten prägt und Auswirkungen auf alle Bereiche des Krankenhauses hat, stellt der richtige Umgang mit kultureller Vielfalt einen wichtigen Erfolgsfaktor für ein Krankenhaus dar. Ziel des Diversity Management in Bezug auf die Dimension »Interkulturalität« ist eine offene Unternehmenskultur zu fördern, in der ein gegenseitiges Verständnis für unterschiedliche kulturelle Hintergründe besteht (Gardenswartz/Rowe 2010).

Diversität muss somit als ein vielschichtiges Konstrukt aufgefasst werden, das erst durch die Auswahl spezifischer diversitätsbezogener Merkmale eine Konkretisierung erfährt. Diese Merkmale können eine explizite oder implizite Natur haben. Die vollständige Diversität bzw. die Gesamtheit der Unterschiede zwischen Individuen zu erfassen, gestaltet sich zu komplex. Wie im Eisbergmodell dargestellt wurde (siehe Abschnitt 1.1), ist der überwiegende Teil der Unterschiede zwischen Menschen nur schwer greifbar. In der wissenschaftlichen Literatur haben sich zwei große Strömungen zur Auswahl von diversitätsbezogenen Merkmalen herausgebildet. In den nachfolgenden Abschnitten werden die Merkmale der »demografischen Diversität« sowie der »kulturellen Diversität« tiefergehend betrachtet.

Literatur

Cox T (2001) Creating the Multicultural Organization, A Strategy for Capturing the Power of Diversity, Jossey-Bass, San Francisco.

Cross EY (2000) Managing Diversity-The Courage to Lead, Quorum Books, Westport.

Gardenswartz L, Rowe A (2010) Managing Diversity, A Complete Desk Reference & Planning Guide, 3rd ed., Society for Human Resource Management, Alexandria.

Gardenswartz L, Rowe A (2003) Diverse Teams at Work, Capitalizing on the Power of Diversity, Society for Human Resource Management, Alexandria.

Harrison DA, Klein KJ (2007) What's the Difference? Diversity Constructs as Seperation, Variety, or Disparity in Organizations, Academy of Management Review, Vol. 32, No. 4, pp. 1199–1228.

Harrison DA, Price KH, Gavin JH, Florey AT (2002) Time, Teams and Task Performance, Changing Effects of Surface- and Deep-Level Diversity on Group Functioning, Academy of Management Journal, No. 1, pp. 1029–1045.

Harrison DA, Price KH, Bell MP (1998) Beyond relational demography, Time and the effects of surface- and deep-level diversity on work group cohesion, Academy of Management Journal, Vol. 41, No. 1, pp. 96–107.

Jackson S (1992) Diversity in the Workplace, Human Resource Initiative, Guilford Publication, New York.

Johnston WB, Packer AH (1987) Workforce 2000: Work and workers for the 21st century, Indianapolis.

Krell G (2005) Betriebswirtschaftslehre und Gender Studies, Eine Einführung zu Geschichte und Gegenwart, In: Krell G. (Hrsg.) Betriebswirtschaftslehre und Gender Studies, Wiesbaden, S. 1–38.

Loden M, Rosener JB (1991) Workforce America! Managing Employee Diversity as a Vital Resource, McGraw-Hill.

McGrath JE, Berdahl JL, Arrow H (1995) Traits, Expectations, Culture and Clout: The Dynamics of Diversity in Work Groups, In: Jackson SE, Ruderman MM (eds.) Diversity in Work Teams: Research Paradigms for a Changing Workplace, American Psychological Association, Washington D. C., pp. 17-45.

Statistisches Bundesamt (2009a) Bevölkerung Deutschlands bis 2060, 12. Koordinierte Bevölkerungsabrechnung, Begleitmaterial zur Pressekonferenz am 18. November 2009, Berlin.

Thomas RR (1995) A diversity Framewok, In: Chemers M, Oskamp S, Constanzo MA (eds.) Diversity in Organizations, New Perspectives for a Changing Workplace, 1st ed., Sage Publications, Thousand Oaks, pp. 245–263.

2.2 Demografische Diversität

Welche Bedeutung hat die demografische Diversität für Krankenhäuser?

Zu den wesentlichen Attributen der demografischen Diversität, die die aktuellen Trends im Krankenhaus beeinflussen, gehören das Alter, das Geschlecht, die Ethnizität, die Bildung sowie die Berufszugehörigkeit (Burkhart/Ostwald/Ehrhard 2012, S. 53; Williams/O'Reilly 1998, S. 82). Demografiebedingt fragen immer mehr ältere und morbidere Patienten Gesundheitsdienstleistungen nach, während der Altersdurchschnitt des Krankenhauspersonals steigt und der Anteil der jüngeren Nachwuchskräfte stark zurückgeht (Gottwald 2012, S. 129; Bundesministerium des Innern 2011, S. 11 ff.). Studien zeigen, dass sich diese Entwicklung kontinuierlich fortsetzt und es für Krankenhäuser zunehmend schwieriger wird, ihren Fachkräftebedarf zu sichern. So prognostizieren Burkhart, Ostwald und Ehrhard (2012) in ihrer Studie »112- und niemand hilft«, dass 2030 mindestens 400.000 Fachkräfte im Gesundheitswesen fehlen werden, wenn nichts gegen den aktuellen Trend der Personalentwicklung in der Gesundheitswirtschaft unternommen wird (Burkhart, Ostwald, Ehrhard 2012, S. 16). Erschwerend kommt hinzu, dass im Jahr 2030 jeder fünfte Krankenhausfall über 80 Jahre alt sein wird und die Anzahl der zu versorgenden Fälle mit Diabetes- und Demenzerkrankungen, chronischen Erkrankungen sowie Multimorbidität zunimmt (Statistisches Bundesamt 2009b, S. 9). Die Veränderungen, die sich aus dem demografischen Wandel ergeben, spüren die Krankenhäuser bereits heute schon. Insbesondere Einrichtungen in ländlich geprägten Regionen klagen über einen zunehmenden Fachkräftemangel. Infolgedessen konkurrieren Krankenhäuser stärker um qualifizierte Fachkräfte und werben sich gegenseitig die besten Mitarbeiter ab. Für qualifizierte Mitarbeiter bedeutet dies, dass sie sich zunehmend ihren Arbeitgeber aussuchen und klare Bedingungen an einen ihnen angebotenen Arbeitsplatz stellen können.

Betrachtet man die skizzierten Entwicklungen zusammen mit den Fallbeispielen in Abschnitt 1.1 im Kontext der demografischen Diversität, wird deutlich, dass es für Krankenhäuser zunehmend wettbewerbsentscheidend ist, den demografischen Herausforderungen aktiv zu begegnen. Im Folgenden soll näher auf die einzelnen Beispiele aus dem Abschnitt 1.1 eingegangen werden. Das erste Beispiel spiegelt eine Situation zum Personalengpass im Krankenhaus wider.

Heute Mittag berichtete mir meine Personalleiterin, dass die Krankmeldungen bei den Frauen in den letzten Wochen alarmierend stark angestiegen sind und ihr langsam die Ideen ausgehen, wie sie den zunehmenden Personalausfall noch kompensieren kann. Beispielsweise haben sich gestern auf der Intensivstation beide eingeteilten deutschen Krankenschwestern krankgemeldet.

Die Zunahme der Krankmeldungen lässt sich mit dem Merkmal Alter begründen. Aufgrund der demografischen Entwicklung verändert sich die Zusammensetzung des Personals im Krankenhaus, die Altersdiversität nimmt zu. Zum einen arbeiten mehrere Altersgruppen zusammen, zum anderen wächst die Gruppe der Beschäftigten über 50 Jahre anteilig am stärksten. Damit müssen immer mehr zeit- und pflegeintensive Patienten durch kleiner und älter werdende Belegschaften versorgt werden. Die daraus resultierende steigende Arbeitsverdichtung und -belastung verschlechtert tendenziell die Arbeitsbedingungen der Beschäftigten. Hinzu kommt, dass Pflegeberufe gleich durch mehrere berufsspezifische Belastungen gekennzeichnet sind wie Nacht- und Schichtdienste, hohe Arbeitseinsatzflexibilität und vor allem die Unvereinbarkeit von Familie und Beruf, wie das folgende Beispiel zeigt:

> Die eine musste sich um ihre gestürzte, pflegebedürftige Mutter kümmern, die andere um ihre erkrankten Kinder. Das Problem war, dass die anderen beiden eingeteilten Pflegekräfte erst vor kurzem nach Deutschland gekommen waren und weder den Ablauf noch die deutsche Sprache beherrschen. Die diensthabende Pflegedienstleiterin holte notgedrungen eine meiner fähigsten Kolleginnen von einer bereits unterbesetzten Station.

Die dargestellte Situation lässt sich auf die Merkmale der Alters- und Geschlechterdiversität zurückführen. Die Belegschaften werden nicht nur hinsichtlich des Alters vielfältiger sondern auch die Verteilung der Geschlechter verändert sich. So belegen Zahlen des Bundesministeriums für Familie, Senioren, Frauen und Jugend, dass die Medizin weiblich wird und der Anteil weiblicher Beschäftigter bereits heute bei ca. 80 % in den stationären Einrichtungen liegt. Diesem Trend ist besonders viel Aufmerksamkeit zu widmen, da Frauen allgemein stärker als Männer in der Kinderbetreuung bzw. stärker in der Pflege von Angehörigen engagiert sind (BMFSFJ 2009, S. 2). Die Übernahme von Familienverantwortung führt dazu, dass die Betroffenen ständig im Spannungsfeld zwischen beruflichen und familiären Verpflichtungen stehen. Für personalverantwortliche Mitarbeiter bedeutet diese Konstellation, dass sie unvorhersehbare Ausfälle in ihren Personalplanungen und -entscheidungen berücksichtigen und ggf. schnell auf diese reagieren müssen. So war es beispielsweise für die Personalleiterin unvermeidbar, den Personalengpass auf der Intensivstation durch den Einsatz einer Kollegin von einer anderen Station zu kompensieren. Damit waren beide Stationen unterbesetzt, wodurch die Arbeitsanforderungen und Belastungen für die verbliebenen Pflegekräfte enorm anstiegen. Mithin stiegen die Demotivation sowie die Arbeitsunzufriedenheit der betroffenen Mitarbeiter und ein latenter Konflikt zwischen einer jüngeren und älteren Kollegin eskalierte. Die Eskalation des Konflikts wurde bereits ausführlich im Abschnitt 1.1 in den Fallbeispielen: *Ein typischer Tag in einem deutschen Krankenhaus aus der Perspektive eines Geschäftsführers* bei

Wie wirkt sich die zunehmende Altersdiversität auf die Arbeitsbedingungen der Beschäftigten aus?

Welche Bedeutung hat die Femininisierung der Medizin für Krankenhäuser?

Warum ist die Vereinbarkeit von Familie und Beruf ein wichtiges Thema für Krankenhäuser?

den Ereignissen am Mittag beschrieben und kann für ein vertiefendes Verständnis dort nachgelesen werden.

Vor dem Hintergrund der zunehmenden Altersdiversität und dem steigenden Fachkräftemangel wird die Diskussion um die Vereinbarkeit von Beruf und Familie sowie die Verteilung der Arbeitsaufgaben und -belastungen zu einem zentralen Thema zwischen Kollegen aus unterschiedlichen Altersklassen. Gerade für jüngere Mitarbeiter, der sogenannten Generation Y, ist die derzeitige Arbeitssituation im Gesundheitswesen abschreckend. Fachkräfte dieser Generation zeichnen sich durch eine veränderte Anspruchshaltung aus. Sie teilen ihre Prioritäten zwischen Beruf und Privatleben auf und fordern für eine ausgeglichene Worklife-Balance mehr Zeit für Familie und Freizeitaktivitäten. Gegenüber stehen ältere Mitarbeiter, bei denen durch die Einstellung jüngerer Mitarbeiter oftmals ein Gefühl mangelnder Anerkennung und Wertschätzung entsteht. Verstärkt wird dieses Gefühl, durch die Wahrnehmung, für die eigene Arbeitsleistung zu wenig Respekt und Wertschätzung zu erfahren (Moseley, 2008, S. 47). Hinzu kommt, dass älteren Beschäftigen die Bewältigung körperlich anspruchsvoller Arbeitsanforderungen schwerer fällt als jüngeren Kollegen und diese Anforderungen mit zunehmenden Alter oft ein höheres Gesundheitsrisiko darstellen (Weig/Müller 2012, S. 71).

Zusammenfassend ist festzuhalten, dass die demografische Diversität für Krankenhäuser von entscheidender Bedeutung ist, da sie eng mit der demografischen Entwicklung in Deutschland verknüpft ist. Die Bevölkerung wird älter und schrumpft trotz einer längeren Lebenserwartung. Infolgedessen müssen in deutschen Krankenhäusern immer weniger und ältere Fachkräfte immer mehr ältere und morbidere Patienten versorgen. Erschwert wird diese Situation durch ein beobachtbar steigendes Demenzrisiko, den Abbau physischer Kräfte älterer Arbeitnehmer, die Feminisierung der Medizin und eine veränderte Einstellung zum Arbeitsleben der Generation Y.

Literatur

BMFSFJ (2009) Vereinbarkeit von Beruf und Familie im Krankenhaus, Berlin.

Bundesministerium des Innern (2011) Demografiebericht, Bericht der Bundesregierung zur demografischen Lage und künftigen Entwicklung des Landes, Bundesministerium des Inneren, Berlin.

Burkhardt M, Ostwald DA, Ehrhard T (2012) 112 – und niemand hilft, PricewaterhouseCoopers AG (PWC), Wirtschaftsforschungsinstitut, Frankfurt/Main.

Gottwald M (2012) Gestaltungsansätze zur Schaffung alternsgerechter Arbeitsbedingungen, In: Hellmann W., Hoefert H.-W. (Hrsg.) Das Krankenhaus im demografischen Wandel, Theoretische und praktische Grundlagen zur Zukunftssicherung, medhochzwei Verlag, Heidelberg, S. 127–143.

Moseley A, Jeffers L, Paterson J (2008) The retention of the older nursing workforce: a literature review exploring factors which influence the retention and turnover of older nurses, Contemp Nurse, Vol. 30, No. 1, pp. 46–56.

Statistisches Bundesamt (2009b) Demografischer Wandel in Deutschland, Auswirkungen auf Krankenhausbehandlungen und Pflegebedürftige im Bund und in den Ländern, Heft 2, S. 1–34.

Weigl M, Müller A (2012) Arbeit und Gesundheit alternder Belegschaften – Maßnahmen und Gestaltungsmöglichkeiten, In: Hellmann W., Hoefert H-W (Hrsg.) Das Krankenhaus im demografischen Wandel. Theoretische und praktische Grundlagen zur Zukunftssicherung, medhochzwei Verlag, Heidelberg. S. 65–87.

Williams KY, O'Reilly CA (1998) Demography and diversity in organizations: A review of 40 years of research, In: Staw BM, Cummings LL (Eds.) Research in Organizational Behavior, Vol. 20, pp. 77–140.

2.3 Kulturell-ethnische Diversität

Durch die zunehmende Rekrutierung von internationalen Fachkräften gehört die Begegnung mit Pflegekräften und Ärzten aus einem anderen Kulturkreis bereits heute in den Alltag deutscher Krankenhäuser. Im Austausch mit diesen Mitarbeitern stellen deutsche Mitarbeiter und Patienten häufig fest, dass sich diese in vielen Lebensbereichen anders verhalten und anscheinend auch anders denken als sie selbst (Helfrich 2013, S. 18). Aus den vorangegangenen Abschnitten wurde ersichtlich, dass wahrgenommene Unterschiede, die auf andere Verhaltensweisen und Einstellungen beruhen, zu Missverständnissen, Vorurteilen und Stereotypisierung führen können, die einen respektvollen Umgang miteinander erschweren. Mitunter spiegeln sich diese auch in Spannungen und Konflikten zwischen den Mitarbeitern sowie zwischen den Mitarbeitern und Patienten wider (Galanti 2001, S. 21). Um Missverständnisse auflösen und ein Verständnis für Personen entwickeln zu können, die anders sind als wir selbst, muss ein Verständnis für die Art und den Ursprung von Unterschieden geschaffen werden. Unterschiedliche Einstellungen und Verhaltensweisen von Personen lassen sich mit kulturellen Hintergrundvariablen erklären. Diese bleiben oft unter der Oberfläche des Einzelnen sowie dessen Kultur verborgen (Schneider/Barsoux 2003, S. 9). Um die Relevanz und Wirkung der kulturellen Diversität im Krankenhaus erfassen und nachvollziehen zu können, soll zunächst die Bedeutung der Bezeichnung Kultur geklärt werden.

Welche Bedeutung hat die kulturelle Diversität für Krankenhäuser?

Kultur ist ein mehrdeutiger Begriff, der im Alltag eine inflationäre Anwendung findet. So dient die Verwendung des Wortes »Kultur« beispielsweise zur Erklärung von Eigenarten im Handeln von Menschen, die bestimmten Gruppen angehören. Kultur bezieht sich hierbei auf die Werte, Normen und Grundannahmen, die in der jeweiligen Gruppe vorherrschen und gelebt werden. Ferner wird auch von Kultur gesprochen, wenn es sich um die »richtige«, »nützliche« und »wertvolle« Gestaltung eines Lebens- und Tätigkeitsbereichs handelt (Kühlmann 2008, S. 32). Die Mehrdeutigkeit des Begriffes »Kultur« erschwert es auch den Forschern aus der Wissenschaft, einen einheitlichen Konsens zum Verständnis von Kultur zu erzielen.

Was ist Kultur?

In den verschiedenen sozialwissenschaftlichen Disziplinen liegen zahlreiche Definitionen vor, von denen im Folgenden einige zum tieferen Verständnis von Kultur vorgestellt werden:

>The collective programming of the mind, which distinguishes the members of one human group from another« (Hofstede 1980, S. 25).

>Culture is defined as shared motives, values, beliefs, identities and interpretations or meaning of significant events that result from common experiences of members of collectives that are transmitted across generations« (House 2004, S. 15).

>Culture consists of patterns, explicit and implicit of and for behaviour acquired and transmitted by symbols, constituting the distinctive achievements of human groups, including their embodiments in artefacts; the essential core of culture consists of traditional ideas and especially their attached values; culture systems may, on the one hand, be considered as products of action; on the other, as conditioning elements of future action« (Kroeber/Kluckohn 1952, S. 181).

>A pattern of basic assumptions-invented, discovered, or developed by a given group as it learns to cope with its problems of external adaption and internal integration-that has worked well enough to be considered valid and, therefore, to be taught to new members as the correct way to perceive, think, and feel in relation to those problems« (Schein 1985, S. 9).

Im Mittelpunkt dieser Definitionen steht das Teilen von Annahmen, Werten und Normen einer Gruppe, die sich in Handlungsroutinen, Institutionen, Sprache und Artefakten ausdrücken (Chhokar/Brodbeck/House 2007, S. 3).

Die bisherige Darstellung verdeutlicht, dass die Kultur einer Gruppe aufgrund ihrer Vielschichtigkeit schwer zu fassen und zu messen ist. Soll die Kultur einer Gruppe gemessen werden, sind kulturübergreifende Merkmalsdimensionen zu identifizieren, mit denen die betrachtete Kultur beschrieben werden kann. Zu den bekanntesten Vertretern, die die Messung von Kultur anhand von kulturübergreifenden Merkmalsdimensionen operationalisiert haben, gehören Kluckhohn und Strodtbeck (1961), Hampden-Turner und Trompenaars (2002) und Hofstede und Bond (1998).

Das Kulturmodell Hofstede, welches als eines der einflussreichsten Kulturmodelle gilt, setzt sich aus 5 Dimensionen zusammen. Dazu gehören der Individualismus versus Kollektivismus (Ausmaß der Eingebundenheit in das soziale Umfeld), die Machtdistanz (Ausmaß, in dem eine Ungleichverteilung der Macht akzeptiert wird), die Maskulinität versus Femininität (Ausmaß der Geschlechterrollendifferenzierung), die Unsicherheitsvermeidung (Ausmaß, in dem unsichere Situationen durch die Aufstellung von Regeln abgesichert werden) sowie die Zeitorientierung (Ausmaß der Zukunftsorientierung) (Hofstede 1988, S. 5 ff., Hofstede 1983, S. 46 ff.).

Die GLOBE-Studie (Global Leadership and Organizational Behaviour Effectiveness Research Program) knüpft an das Kulturmodell von Hofstede an und erweitert die dort ermittelten Kulturdimensionen. Ziel der GLOBE-Forschergruppe war es, Kulturdimensionen zu untersuchen, die einen maßgeblichen Einfluss auf die Unternehmensführung und deren Effektivität ausüben. An diesem Forschungsprojekt, das in den Jahren 1994 bis 2005 durchgeführt wurde, beteiligten sich 170 Wissenschaftler mit unterschiedlicher kultureller Herkunft aus insgesamt 62 Ländern. Im Laufe des Forschungsprojekts wurden weltweit 17.000 Führungskräfte des mittleren Managements aus den drei Industriezweigen: Finanzdienstleistung, Nahrungsmittelindustrie und Telekommunikation befragt.

Wie bereits im bekannten Ansatz von Hofstede (2001) wurde die Messung von Kultur auch in der GLOBE-Studie anhand von verschiedenen Dimensionen operationalisiert, die der nachfolgenden Tabelle entnommen werden können.

Mit welchen Dimensionen misst die GLOBE-Studie Kultur?

Dimension	Bedeutung
Machtdistanz	Ausmaß, in dem eine Gesellschaft akzeptiert, dass Macht ungleich verteilt ist.
Unsicherheits-vermeidung	Ausmaß, in dem sich eine Gesellschaft auf Regeln und Vorschriften verlässt, um die Unvorhersehbarkeit zukünftiger Ereignisse abzumildern.
Mitmenschlichkeit	Ausmaß, in dem eine Gesellschaft ihre Mitglieder ermutigt und belohnt, fair, hilfsbereit, gerecht und freundlich zu handeln.
Gruppenbezogener Kollektivismus	Ausmaß, in dem die Mitglieder in einer Gesellschaft Stolz und Loyalität gegenüber ihrer Organisation zeigen.
Institutionalisierter Kollektivismus	Ausmaß, in dem eine gleichmäßige Verteilung von Ressourcen und Leistungen durch institutionelle Regeln und Praktiken festgelegt ist.
Selbstbehauptung	Ausmaß, in dem Mitglieder einer Gesellschaft sich untereinander selbstbewusst, konfliktbereit bis aggressiv verhalten.
Gleichberechtigung der Geschlechter	Ausmaß, in dem eine Gesellschaft Ungleichheiten in den Geschlechterrollen reduziert.
Zukunftsorientierung	Ausmaß, in dem Mitglieder einer Gesellschaft planen, Belohnungen auf später verschieben und Investitionen tätigen.
Leistungsorientierung	Ausmaß, in dem Einsatz, persönliche Weiterentwicklung und hervorragende Leistungen gefördert und belohnt werden.

Tab. 2.3: Kulturdimensionen der GLOBE-Studie. Quelle: Eigene Darstellung in Anlehnung an Chhokar/Brodbeck/House (2007, S. 3f.) und Kühlmann (2008, S. 40).

Erweitert wurde die Messung der Dimensionen, indem jede Kulturdimension in zwei Kategorien gemessen wurde. Kultur »wie sie ist« (»as is«) und Kultur »wie sein sollte« (»should be«). Die erste Kategorie zeigt die wahrgenommenen kulturellen Praktiken einer Kultur, die zweite Kategorie beinhaltet die kulturellen Werte, die eine Kultur haben sollte. Anhand dieser Kulturdimensionen können die Konflikte aus dem dritten und vierten Fallbeispiel aus Abschnitt 1.1 erklärt werden.

Im dritten Beispiel wird ebenfalls auf das Fallbeispiel im Abschnitt 1.1 Bezug genommen. Es zeigt einen Konflikt zwischen zwei Patienten, die sich sowohl im Alter als auch bezüglich der kulturellen Herkunft unterscheiden. Diese Unterschiede zwischen den beiden Patienten können mit dem Begriff »Patientendiversität« beschrieben werden (Pfannstiel 2014, S. 381 ff.). Daher kann hier auch von demografischer und kultureller Patientendiversität gesprochen werden. Der aufkeimende Konflikt zwischen den beiden Patienten lässt sich auf kulturelle Unterschiede zurückführen und kann mit den Dimensionen: Mitmenschlichkeit, Gruppenbezogener Kollektivismus und Selbstbehauptung erklärt werden.

Für den jüngeren Patienten, der aus einem Land kommt, indem viel Wert auf das Miteinander gelegt wird, scheinen die häufigen Besuche seiner Großfamilie selbstverständlich zu sein. Diese Einstellung bestätigen die Resultate der GLOBE-Studie. Diese zeigen, dass sich Mitglieder aus Kulturen, die eine hohe Ausprägung in der Dimension Mitmenschlichkeit aufweisen, stärker um ihre Angehörigen kümmern als Mitglieder aus Kulturen mit einer niedrigeren Ausprägung. Sie fühlen sich verantwortlich für das Wohlergehen ihrer Mitmenschen, insbesondere für Familienangehörige. Staatliche Einrichtungen spielen in diesen Kulturen eine untergeordnete Rolle. Dagegen stehen bei Kulturen mit geringerer Ausprägung das Eigeninteresse im Vordergrund und die soziale Verantwortung wird vielmehr den staatlichen Institutionen übertragen (House et al. 2010, S. 570). Diese kulturell geprägten Unterschiede erklären auch das Verhalten des älteren Patienten, der sich hinsichtlich der vielen Besuche gestört fühlt. Die unterschiedlichen Einstellungen und Verhaltensweisen der beiden Patienten und der Großfamilie werden zudem durch die Dimension gruppenbezogener Kollektivismus verstärkt. In kollektiven Gesellschaften sind Mitglieder stark voneinander abhängig, wohingegen in individualistischen Gesellschaften Mitglieder mehr autonom und unabhängig voneinander agieren (House et al. 2010, S. 443). Die individualistische Einstellung des älteren Patienten spiegelt sich auch in der Selbstbehauptung gegenüber den Pflegekräften wider. Er fordert selbstbewusst ein Einzelzimmer und verhält sich aggressiv, indem er droht, das Krankenhaus zu verklagen.

Der Konflikt zwischen der Oberärztin und dem arabischen Arzt aus dem Fallbeispiel zu den Ereignissen am Nachmittag in Kapitel 1.1 lässt sich insbesondere mit den Dimensionen Gleichberechtigung der Geschlechter und Machtdistanz begründen.

Das Merkmal Gleichberechtigung spiegelt das Ausmaß wider, wie ähnlich die Rollen von Männern und Frauen in einer Kultur wahrgenommen werden. Die starke emotionale Reaktion des arabischen Arztes zeigt, dass sich seine Wahrnehmung, ob Männer und Frauen ähnliche Rollen und Aufgaben in einer Gesellschaft ausfüllen dürfen, deutlich von den Unternehmenskulturen und Einstellungen deutscher Krankenhäuser abweicht. Zurückführen lässt sich sein Verhalten auf seinen kulturellen Hintergrund, insbesondere auf die dominante Rolle des Mannes und der untergeordneten Stellung der Frau in seinem Herkunftsland. Zudem ist anzunehmen, dass der Konflikt zwischen den beiden Ärzten durch die unterschiedliche Akzeptanz von Machtdistanz verschärft wurde. In der arabischen patriarchalischen Kultur ist es überwiegend akzeptiert, dass die Macht in der Gesellschaft ungleich verteilt ist (Harris/Moran 2000, S. 391). Würde der arabische Arzt mit der Oberärztin zusammen in einem Büro sitzen, könnte es passieren, dass er sein Gesicht verliert. Diese beiden Fallbeispiele verdeutlichen, dass es für die Krankenhäuser immer wichtiger wird, sich mit kulturellen Unterschieden im Krankenhaus zu beschäftigen.

In Kapitel 2 wurde die Komplexität des Begriffs der Diversität erläutert. Es hat sich gezeigt, dass Diversität verschiedene sichtbare und verborgene Persönlichkeitsmerkmale umfasst, die zu Diversitätsdimensionen wie bspw. den »4 Layers of Diversity« von Gardenswartz und Rowe (2003) zusammengefasst werden können. Vor dem Hintergrund des demografischen Wandels und der zunehmenden Akquise von internationalen Fachkräften wurde insbesondere die demografische sowie die kulturelle Diversität betrachtet und anhand von Theorie und Fallbeispielen deren Wirkungsgefüge im Krankenhaus verdeutlicht. Erst wenn Krankenhäuser die einzelnen Komponenten der Diversität kennen und wissen, wie sich diese wechselseitig beeinflussen, können sie diversitätsbezogene Ziele ableiten und langfristig einen strategischen Nutzen daraus ziehen.

Literatur

Chhokar JS, Brodbeck FC, House RJ (2007) Introduction, In: Chhokar JS, Broadbeck FC, House RJ (Eds.) Culture and Leadership Across the World: The GLOBE Book of In-Depth Studies of 25 Societies, Mahweh, New Jersey: LEA, pp. 1–15.

Galanti G-A (2001) The Challenge of Serving and Working with Diverse Populations in American Hospitals, The Diversity Factor, Vol. 9, No. 3, pp. 21–26.

Harris PR, Moran RT (2000) Managing Cultural Differences, Leadership Strategies for a New World of Business, 5th ed., Elsevier Science, Burlington: MA.

Helfrich H (2013) Kulturvergleichende Psychologie, Springer Verlag, Berlin.

Hofstede G (2001) Culture's consequences: Comparing values, behaviors, institutions, and organizations arcross nations, 2nd ed., Thousand Oaks, CA: Sage.

Hofstede G, Bond M. H. (1988) The Confucius Connection. From Cultural Roots to Economic Growth, Organizational Dynamics, Vol. 16, No. 4, pp. 5–21.

Hofstede G (1983) National Cultures in Four Dimensions, A Research-based Theory of Cultural Differences among Nations, International Studies of Management and Organization, Vol. 13, No. 1–2, pp. 46–74.

Hofstede G (1980) Culture's consequences: International differences in work-related values, Sage, London.

House RJ, Hanges PJ, Javidan M, Dorfman PW, Gupta V GLOBE Associates (2004) Leadership, culture and organizations: The GLOBE study of 62 societies, Thousand Oaks CA: Sage.

Kühlmann TM (2008) Mitarbeiterführung in internationalen Unternehmen, Kohlhammer, Stuttgart.

Pfannstiel MA (2014) State of the Art von Maßnahmen und Instrumenten zum Management der Patienten- und Mitarbeiterdiversität im Krankenhaus, In: Bouncken RB, Pfannstiel MA, Reuschl AJ (Hrsg.) Dienstleistungsmanagement im Krankenhaus II; Prozesse, Produktivität und Diversität, Springer Gabler Verlag, Wiesbaden, S. 381–427.

Schneider SC, Barsoux J-L (2003) Managing across Cultures, 2nd ed., Pearson Education, Harlow, England.

Schein EH (1985) Organizational culture and leadership, Jossey-Bass Publishers, San Francisco.

2.4   Leitfragen

Leitfragen Teil A

- Was bedeutet Diversität?
- Wie hat sich das Verständnis von Diversität und Diversity Management entwickelt?
- Wie lässt sich der Begriff Diversität definieren?
- Wie lassen sich die verschiedenen Dimensionen kultureller Vielfalt systematisieren?

Leitfragen Teil B

- Welche Bedeutung hat die demografische Diversität für Krankenhäuser?
- Wie wirkt sich die zunehmende Altersdiversität in der Belegschaft auf die Arbeitsbedingungen der Beschäftigten aus?
- Welche Bedeutung hat die Feminisierung der Medizin für Krankenhäuser?
- Warum ist die Vereinbarkeit von Familie und Beruf ein wichtiges Thema für Krankenhäuser?

Leitfragen Teil C

- Welche Bedeutung hat die kulturelle Diversität für Krankenhäuser?
- Was ist Kultur?
- Mit welchen Dimensionen misst die GLOBE-Studie Kultur?

3 Diversitätsziele

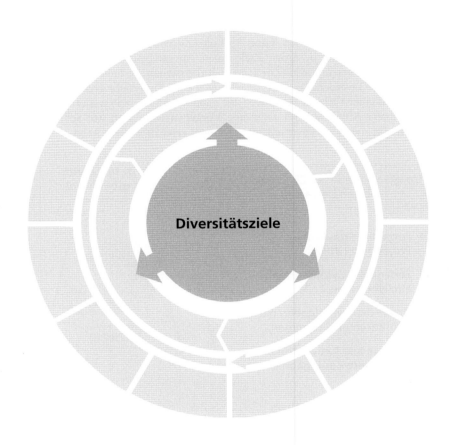

3.1 Kein Management ohne Zielsetzung

Welche Diversitätsziele bestehen in Krankenhäusern?

In Krankenhäusern bestehen vielfältige diversitätsbezogene Ziele und Zielsetzungen wie z. B. die Schaffung eines offenen und kooperativen Arbeitsklimas zwischen Mitarbeitern, die Förderung und Wertschätzung der personellen Vielfalt am Arbeitsplatz und die Kreierung eines produktiven Arbeitsumfeldes durch Einbeziehung und Integration der Mitarbeiter. Diese Ziele beschreiben einen in der Zukunft liegenden angestrebten Zustand, der durch Entscheidungen von einer Person oder einer Gruppe von Personen erreicht werden kann (Schulte-Zurhausen 2014, S. 398). Im Krankenaus bilden derartige Ziele einen Ausgangspunkt, um eine Zielsteuerung herbeizuführen. Zur Unternehmenssteuerung müssen Ziele operationalisiert werden. Die Zielvorstellungen eines Unternehmens setzen sich dabei aus einer Vielzahl von Zielen mit unterschiedlichem Präzisierungsgrad zusammen. Abbildung 3.1 zeigt eine Vorgehensweise auf, wie Schritt für Schritt ein Ziel beim Diversitätsmanagement erreicht werden kann.

Abb. 3.1:
Diversitätsziele setzen und erreichen
Quelle: Darstellung in Anlehnung an Seiwert (2012).

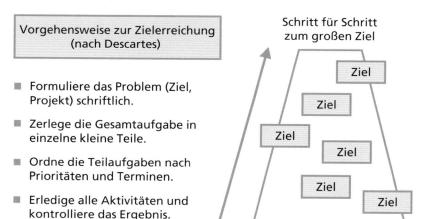

Welche Bedeutung und Funktionen haben Diversitätsziele

Laut Welge und Al-Laham (2012, S. 200, Schulde-Zurhausen 2014, S. 399 f.) ist die Bedeutung von Zielen durch eine Reihe von Funktionen belegt. So besitzen Ziele z. B. Selektionsfunktion, Orientierungsfunktion, Koordinationsfunktion, Motivations- und Anreizfunktion, Bewertungsfunktion und Kontrollfunktion. Konkret bedeutet dies, dass Ziele bei der Orientierung und Ausrichtung von Aktivitäten helfen. Zudem helfen sie Aktivitäten zu koordinieren, zu steuern, zu kontrollieren, zu bewerten und wichtige von unwichtigen Aktivitäten zu trennen (Becker 2003, S. 72 f.). Sie können Mitarbeiter zur Leistungssteigerung veranlassen und einen Leistungsanreiz bedeuten. In den nachfolgenden Abschnitten soll aufgezeigt werden, wie diversitätsbezogene Ziele konkret formuliert und differenziert werden können. Ziel ist die Darstellung einer praktischen Vorgehensweise zur Erreichung von Zielen im Unternehmen.

Die Realisierung von einzelnen Zielen innerhalb eines Krankenhausunternehmens erfolgt durch Maßnahmen, die zur Gestaltung und Veränderung beitragen. Bevor Ziele angegangen werden können, müssen sie jedoch formuliert und präzisiert werden. Laut Schulte-Zurhausen umfasst die Zielformulierung sechs Phasen (Schulte-Zurhausen 2014, S. 399, Welge/Al-Laham 2012, S. 201, Wild 1980, S. 57): (1) Ermittlung der Anforderungen, (2) Strukturierung der Ziele, (3) Operationalisierung der Ziele, (4) Gewichtung der Ziele, (5) Behandlung von Zielkonflikten und (6) Zielentscheidung. Nachfolgend wird zum besseren Verständnis auf die einzelnen Phasen eingegangen.

Welche Schritte umfasst der Zielbildungsprozess im Diversitätsmanagement?

Anforderungen an Zielsetzungen sind zu beschreiben und im Verlauf der Planung zu konkretisieren. Hierzu bestehen in der Literatur (Eyer/Haussmann 2009, S. 39 ff.) fünf Anforderungen, die zu erfüllen sind: (1) Ziele müssen spezifisch, (2) messbar, (3) erreichbar und (4) realistisch sein und (5) zeitlich eingegrenzt werden. Spezifisch bedeutet dies, dass ein Ziel eindeutig darstellen muss, was erreicht werden soll. Messbar bedeutet, dass festgelegte Kriterien bestehen, mit denen die Zielerreichung aufgezeigt werden kann. Erreichbar bedeutet, dass ausreichend Ressourcen zur Verfügung stehen müssen, um die festgelegten Ziele zu erreichen. Realistisch bedeutet, dass Ziele von Mitarbeitern im Krankenhaus erreichbar sein sollten. Zeitlich eingegrenzt bedeutet, dass ein Ziel mit einem Zeitpunkt zu versehen ist, bis zu dem es erreicht sein muss.

Wie können die Anforderungen an Zielsetzungen ermittelt werden?

Die Zielformulierung dient dem Systematisieren und Strukturieren von Zielvorstellungen und der Sammlung von Zielideen. Eine Strukturierung von Zielen kann durch ein Zielsystem erfolgen. Die Verknüpfung von Zielen zu einem strukturierten und durchdachten Zielsystem hat den Vorteil, dass ein planvolles Vorgehen umgesetzt werden kann. Übergeordnete Ziele lassen sich dabei durch eine Folge von umgesetzten untergeordneten Zielen erreichen. Eine enge Zielfokussierung ist wichtig, jedoch darf diese nicht dazu führen, dass relevante Fragen ausgeblendet werden. Zielsysteme sind aus diesem Grund zu spezifizieren, damit zwischen kurz-, mittel- und langfristigen Zielen differenziert werden kann. Der Zielrahmen ist so zu legen, dass sich auf schnell zu erreichende Ziele konzentriert wird und dabei das Gesamtziel nicht aus den Augen verloren wird. Diversitätsbezogene Ziele müssen mit Bedacht gewählt werden. Werden zu hohe Ziele gesetzt, dann kann dies bei der Realisierung Probleme geben. Bei Mitarbeitern können u. a. Versagensängste auftreten. Um dem entgegenzuwirken sind bspw. bei langfristigen Zielen Mitarbeiter in Abständen zu motivieren. In einem Zielsystem erfordert die Umsetzung von einzelnen Zielen unterschiedlich viel Zeit, da Zielinhalt und Zielausmaß meist unterschiedlich sind. Je höher ein Ziel in der Zielhierarchie angesiedelt ist, umso mehr Zeit nimmt die Umsetzung in Anspruch (Sobhani 2009, S. 28).

Wie lassen sich diversitätsbezogene Ziele strukturieren und systematisieren?

Operationalisierung der Ziele bedeutet, dass Ziele mit Kennzahlen zu versehen sind, um den Zielerreichungsgrad zu erfassen. Der Zielerreichungsgrad gibt an, in welchem Ausmaß z. B. ein diversitätsbezogenes Ziel erreicht wurde. Es werden Ziele hinsichtlich ihrer Verwendbarkeit für diversitätsbezogene Maßnahmen operationalisiert. Durch das Operatio-

Wie können Ziele operationalisiert werden?

nalisieren, besteht die Möglichkeit, verschiedene Ziele miteinander zu vergleichen (Eyer/Haussmann 2009, S. 13). Zu beachten ist, dass eine maximale Zielerreichung oftmals nicht möglich ist, da vielfältige Ziele konkurrieren und ein Wirkzusammenhang besteht. Die Verantwortung zur Zielerreichung liegt im Krankenhaus bei den Mitarbeitern bzw. bei den Entscheidungsträgern. Gleichfalls sind die nachfolgenden Merkmale bei der Operationalisierung mit einzubeziehen (▶ **Tab. 3.1**) (Wild 1982, S. 58, Schulte-Zurhausen 2014, S. 405 ff., Becker 2003, S. 74 f.):

Tab. 3.1:
Merkmale der Operationalisierung von Zielen.
Quelle: Darstellung in Anlehnung an Welge/Al-Laham (2012).

Merkmal	Fragestellung	Beispiel
Zielinhalt	Was soll erreicht werden?	Erhöhung der Mitarbeiterzufriedenheit
Zielausmaß	Wie viel soll erreicht werden?	Krankenstand < 5 %
Zeitlicher Bezug	Wann soll etwas erreicht werden?	Ende des Geschäftsjahres 2015
Personeller Bezug	Wer ist verantwortlich?	Krankenhausführung
Räumlicher Bezug	Wo soll die Zielerreichung stattfinden?	Krankenhaus

Welche Möglichkeiten der Gewichtung von Zielen gibt es?

Die Gewichtung von Zielen bezieht sich auf die Bewertung von Zielen hinsichtlich ihrer Wichtigkeit. Zur Gewichtung von Zielen stehen mehrere Verfahren zur Verfügung (Schulte-Zurhausen 2014, S. 408). Eine Möglichkeit ist bspw. die Zielgewichtung durch paarweisen Vergleich. Dabei werden Zielkriterien in einer Matrix paarweise verglichen und drei Kriterien zugeordnet. Kriterium 1 kennzeichnet wichtige Paarverbindungen, Kriterium 2 kennzeichnet gleich wichtige Paarverbindungen und Kriterium 3 kennzeichnet weniger wichtige Paarverbindungen. Bewertet wird in der Matrix nur die obere Hälfte, die Werte der unteren Hälfte ergeben sich aus der Umkehrung. Sind alle Felder der Matrix ausgefüllt, wird zeilenweise die Summe gebildet und eine Normierung der Summenwerte vorgenommen. Eine andere Möglichkeit der Zielgewichtung besteht z. B. darin, dass auf alle Zielkriterien Prozentpunkte vergeben werden, die in der Summe 100 % ergeben müssen. Dadurch lassen sich wichtige von weniger wichtigen Zielen unterscheiden.

Wie können Konflikte bei der Zielsetzung verhindert werden?

Nicht alle diversitätsbezogenen Unternehmensziele sind miteinander vereinbar. Zu berücksichtigen ist, dass Ziele sich auch gegenseitig beeinflussen können und es zu Zielkonflikten kommen kann. Zielkonflikte bestehen, wenn sich Ziele gegenseitig behindern oder konkurrierend aufeinander wirken. Wird an konkurrierenden Zielen festgehalten, ist die Zielerreichung gefährdet. Aus diesem Grund sind Zielkonflikte immer anzusprechen und zu lösen. Um Zielkonflikte zu bewältigen, kann es hilfreich sein, wenn die Entscheidungsträger eine klare Priorität setzen. Wird ein Ziel präferiert, muss dieses hervorgehoben und das andere diesem untergeordnet werden. Entstehen Zielkonflikte bei Diversitätsfragen durch unterschiedliche Entscheidungsträger, dann kann eine Verhandlung um ein

Ziel eine Lösungsmöglichkeit darstellen. Der Verhandlungsprozess mit den Verhandlungspositionen der Entscheidungsträger führt letztlich zu einer Zieldominanz oder zu einem Zielkompromiss (Schulte-Zurhausen 2014, S. 410). Zielkonflikten muss im Planungsprozess frühzeitig entgegengewirkt werden, da diese ansonsten zu viele Ressourcen binden.

Welche Ziele tatsächlich als zu verfolgende verbindliche Ziele angenommen werden, muss von Entscheidungsträgern nach der Zielformulierung und nach der Setzung von Zielalternativen festgelegt werden. Kann keine Zielentscheidung getroffen werden, ist das Zielsystem zu überdenken. Entscheidungsträger müssen sich bei der Entscheidungsfindung daran orientieren, dass Ziele in einem Zielsystem mit möglichst geringem Ressourceneinsatz umgesetzt werden. Aus dem diversitätsbezogenen Zielsystem leiten sich in der Praxis diversitätsbezogene Ziele für alle Abteilungen und Bereiche ab. Das Zielsystem im Krankenhaus sollte daher immer vollständig, funktional, aktuell und widerspruchsfrei sein (Becker 2003, S. 78 f.). In der Praxis ist die Umsetzung nicht ganz so einfach, da derartige Zielsysteme sehr komplex sind und Zielentscheidungen von Einzelpersonen mit in das Zielsystem einfließen.

Welche Bedeutung besitzt die Zielentscheidung?

Bei den diversitätsbezogenen Unternehmenszielen kann zwischen operativen und strategischen Zielen unterschieden werden (Sobhani 2009, S. 30 f.). Bei den strategischen Zielen steht die Erhöhung der Anpassungsfähigkeit an sich veränderte Rahmenbedingungen und die Identifikation der Ansprüche von Zielgruppen im Mittelpunkt. Bei den operativen Zielen geht es um die Problemlösungsfähigkeit bei heterogenen Gruppen und die Erfüllung der identifizierten Ansprüche. Während strategische Ziele meist Veränderungen bewirken und auf konkretes Problemverhalten eingehen, erzeugen operative Ziele Stabilität und gehen auf die Qualität der sozialen Interaktion ein. Tabelle 3.2 zeigt Beispiele für diversitätsbezogene operative und strategische Unternehmensziele:

Welche Formen der Differenzierung bei diversitätsbezogenen Zielen gibt es?

Diversitätsbezogene operative Unternehmensziele	Diversitätsbezogene strategische Unternehmensziele
• Stellenausschreibungen mit diversitätsbezogenen Hinweisen ergänzen (z. B. Bewerbung von Frauen, Menschen mit Behinderung) • Informationsbroschüren in mehreren Sprachen für Patienten und Mitarbeiter im Krankenhaus	• Förderung, Bindung und Integration von Menschen mit Behinderung • Konzept einer Work-Life-Balance für Mitarbeiter • Aufbau einer diversitätsorientierten Personalstrategie • Umsetzung eines diversitätsorientierten Leitbildes

Tab. 3.2:
Beispiele für operative und strategische diversitätsbezogene Unternehmensziele
Quelle: Eigene Darstellung.

Eine weitere Differenzierung von diversitätsbezogenen Unternehmenszielen kann in quantitative und qualitative Ziele vorgenommen werden (Eyer/Haussmann 2009, S. 33 und S. 39, Schulte-Zurhausen 2014, S. 407). Während Ergebnisse von quantitativen Zielen messbar und objektiv nachvollziehbar sind, lassen sich qualitative Ziele nur sehr schwierig messbar aufgrund ihres subjektiven Charakters erfassen. Beispielhaft sind in Tabelle 3.3 verschiedene diversitätsbezogene quantitative und qualitative Unternehmensziele erfasst:

Tab. 3.3:
Beispiele für quantitative und qualitative diversitätsbezogene Unternehmensziele
Quelle: Eigene Darstellung (2014).

Diversitätsbezogene quantitative Unternehmensziele	Diversitätsbezogene qualitative Unternehmensziele
• Kosten pro Mitarbeiter • Umsatz pro Mitarbeiter • Abwesenheitstage • Personalfluktuation	• Mitarbeiterzufriedenheit • Patientenzufriedenheit • Motivation der Mitarbeiter • Verantwortung

Worauf können sich Ziele im Krankenhaus beziehen?

Das Zielspektrum im Krankenhaus ist breit gefächert, es sind vor allem individuelle Ziele (z. B. Weiterentwicklung sozialer Beziehungen, Förderung der Selbstständigkeit und Entscheidungsfreiheit, angemessene Äußerung von Bedürfnissen und Wünschen), Bereichsziele (z. B. Bewahrung der Sozialstruktur, Ressourcenschonung, Wertschöpfung medizinischer Ziele, Teamziele) und unternehmensbezogene Ziele (z. B. Qualitätsziele, finanzwirtschaftliche Ziele, Rentabilitätsziele) zu erreichen. Welche Zielinhalte im Vordergrund stehen und präferiert werden, ist individuell und bei jeder Person, jedem Entscheidungsträger, jedem Bereich und jedem Krankenhaus unterschiedlich. Es gibt daher nicht das »eine« verbindliche Zielsystem zum Management der personellen Vielfalt im Krankenhaus.

Was lässt sich zusammenfassend zu Zielen und Zielsetzungen konstatieren?

Es kann festgehalten werden, dass Ziele und Zielsetzungen im Diversitätsbereich systematisiert werden müssen. Eine Realisierung von Zielen kann im Krankenhaus nur erreicht werden, wenn betroffene Mitarbeiter von verantwortlichen Mitarbeitern über Zielsetzungen informiert werden (Schulz 2009, S. 188 f.). Betroffene müssen sich mit den vorgegebenen Zielen identifizieren, daher müssen verantwortliche Entscheidungsträger die Voraussetzung für Motivation zur Zielerreichung schaffen. Ferner müssen die Qualifikation von Mitarbeitern und die Ressourcen und Kompetenzen zur Realisierung der vorgegebenen Ziele mitberücksichtigt werden. Zu den kritischen Erfolgsfaktoren, die maßgeblich zur Zielerreichung mit beitragen, gehören u. a. die Gewinnung von Vertrauen bei einer Person und die Treue bei der Realisierung von Zielen. Erfolg stellt sich häufig dann ein, wenn ein Ziel erreicht wurde. Zielsetzungen zur Erreichung von personellen Zielen bestehen dabei z. B. in der Steigerung der Zufriedenheit, der Motivation, der Akzeptanz und der Leistungsfähigkeit.

Literatur

Becker R (2003) Zielplanung und -kontrolle von Public Private Partnership in der Forschung, 1. Aufl., Deutscher Universitäts-Verlag, Wiesbaden.
Eyer E, Haussmann T (2009) Zielsystem und Zielvereinbarung als Instrument der Unternehmensentwicklung, In: Eyer E, Haussmann T (Hrsg.) Zielvereinbarung

und variable Vergütung; Ein praktischer Leitfaden – nicht nur für Führungskräfte, Gabler Verlag, S. 11–15.

Eyer E, Haussmann T (2009) Die Formulierung von Zielen – Vom Unternehmensziel zum Mitarbeiterziel, In: Eyer E, Haussmann T (Hrsg.) Zielvereinbarung und variable Vergütung; Ein praktischer Leitfaden – nicht nur für Führungskräfte, Gabler Verlag, S. 29–43.

Kreikebaum H, Gilbert DU, Behnam M (2011) Strategisches Management, 7. vollständig überarbeitete und erweiterte Aufl., Kohlhammer Verlag, Stuttgart.

Schulte-Zurhausen M (2014) Organisation, 6. Aufl., Verlag Franz Vahlen, München.

Schulz A (2009) Strategisches Diversitätsmanagement, Unternehmensführung im Zeitalter der kulturellen Vielfalt, 1. Aufl., Gabler Verlag, Wiesbaden.

Seiwert L (2012) Zeitmanagement, 18. überarbeitete Aufl., Gabal Verlag, Offenbach.

Sobhani B (2009) Strategisches Management, Zukunftssicherung für Krankenhaus und Gesundheitsunternehmen, Medizinisch Wissenschaftliche Verlagsgesellschaft, Berlin.

Welge MK, Al-Laham A (2012) Strategisches Management, Grundlagen – Prozess – Implementierung, 6. Aufl., Springer Gabler Verlag, Wiesbaden.

Wild J (1982) Grundlagen der Unternehmensplanung, 4. Aufl., Westdeutscher Verlag, Opladen.

Wild J (1980) Grundlagen der Unternehmensplanung, 3. Aufl., Westdeutscher Verlag, Opladen.

3.2 Keine Zielsetzung ohne Kenntnis der aktuellen Situation

Jedes Krankenhaus muss sich eigene personelle Ziele setzen, um den gegenwärtigen und abzusehenden Anforderungen begegnen zu können (Klimecki/Gmür 2005, S. 453). Der Abgleich zwischen Unternehmensstrategie und den vorhandenen eigenen Personalressourcen bildet die Voraussetzung für ein zielorientiertes Vorgehen. Als erstes ist der Ist-Zustand der personellen Vielfalt im Krankenhaus zu analysieren. Anschließend ist der zukünftige Soll-Zustand zu definieren. Die festgelegten Ziele sind mit dem Ist-Zustand zu vergleichen. Danach ist ein konzeptioneller Gestaltungsrahmen zu entwickeln und geeignete Maßnahmen sind abzuleiten. Der beschriebene Zusammenhang ist in Abbildung 3.2 dargestellt.

Wie kann der Status Quo personeller Vielfalt im Krankenhaus erfasst werden?

Abb. 3.2:
Status Quo der perso-
nellen Diversität im
Unternehmen.
Quelle: Eigene
Darstellung.

Ziel definieren

- Abgleich mit der Unternehmensstrategie durchführen

- Stellhebel für mehr Diversität zur
  Sicherung des Krankenhauserfolgs

IST-Zustand

- Ermitteln der im Krankenhaus
  vorhandenen Diversität

- Systematische und objektive
  Erfassung der Diversität

SOLL-Konzept

- Ziele mit Ist-Zustand vergleichen

- Konzeptionellen Rahmen zur Zielerreichung entwickeln und anschließend geeignete Maßnahmen
  ableiten

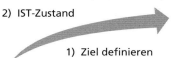

3) SOLL-Konzept

2) IST-Zustand

1) Ziel definieren

Welche Bedeutung be-
sitzen Flexibilität und
Stabilität beim Diversi-
tätsmanagement?

Im Krankenhaus ist das Diversitätsmanagement flexibilitäts- und stabili-
tätsorientiert aufzubauen, damit die festgelegten Unternehmensziele erreicht werden können. Es konkurrieren die Prinzipien von Flexibilität
und Stabilität beim Umgang mit personeller Vielfalt. Laut Klimecki und
Gmür (2005, S. 110 f.) werden beim Stabilitätsprinzip bisherige bewährte
Entscheidungen laufend fortgesetzt und auf zukünftige Entscheidungen
angewendet. Besonders im Bereich der Personalbeschaffung und beim
Personaleinsatz kommt der Stabilität eine hohe Bedeutung zu. Beim Fle-
xibilitätsprinzip steht die Anpassung an die äußeren Rahmenbedingungen
im Vordergrund. Wie flexibel bzw. wie anpassungsfähig Mitarbeiter sind,
hängt davon ab, welche Bereitschaft, Fähigkeit und Möglichkeit zur Anpassung besteht (Klimeck/Gmür 2005, S. 176). Das Flexibilisierungs- und
Stabilisierungsgleichgewicht muss unternehmensintern bestimmt werden.
Bei Abweichungen sind Maßnahmen zu treffen, um einen Ausgleich von
Soll- und Ist-Werten herbeizuführen. Flexibilität und Stabilität sind so gesehen zwei Bereiche, die sich nicht ausschließen und zur personellen Vielfalt
beitragen und sie begünstigen. Um die personellen Anforderungen im
Hinblick auf Flexibilität und Stabilität festzulegen, sind verschiedene
Kategorien (Personalaktivierung, -lenkung, -bindung und Kopplungs-
beziehungen) zur Gestaltung personeller Vielfalt zu berücksichtigen (Kli-
mecki/Gmür 2005, S. 451 ff.).

Welche Bedeutung be-
sitzt die Personalak-
tivierung?

Personalaktivierung führt im Unternehmen dazu, dass Personal aufgebaut wird. Klimecki und Gmür (2005, S. 455 f.) unterscheiden bei der
Personalaktivierung die Bereiche: Personalbeschaffung (unternehmens-
extern) und Personaleinsatz und Personalentwicklung (unternehmensintern). Die Personalbeschaffung beschäftigt sich mit dem qualitativen und
quantitativen Bedarf an qualifizierten Mitarbeitern (Lindner-Lohmann/
Lohmann/Schirmer 2008, S. 39, Fleßa 2014, S. 36 ff.). Mit dem Einsatz des
Personals wird das Qualifizierungs- und Motivationsprofil im Unternehmen verbreitert. Die veränderte Zusammensetzung des Personals bezieht sich dabei auf die Flexibilität. Personelle Versetzungen im Unternehmen werden vorgenommen, um zur Stabilität im Unternehmen

beizutragen. Ziel des Personaleinsatzes ist der optimale Einsatz der Mitarbeiter (Wunderer/Jaritz 2006, S. 220). Bei der Personalentwicklung werden Mitarbeiter gefördert, weitergebildet und unterstützt, um die Unternehmensziele zu erreichen (Krämer 2007, S. 14 ff., Schöni 2001, S. 29 ff., Schmeisser/Andresen/Kaiser 2013, S. 75 ff.). Bestehende Qualifikationen, Fähigkeiten und Potenziale werden erweitert und tragen somit zur Stabilität und Nachhaltigkeit im Unternehmen bei (Zaugg 2006, S. 19 ff.). Werden einzelne Mitarbeiter auf Team- oder Bereichsebene aufgebaut, dann trägt das auf der anderen Seite zu mehr Flexibilität im Unternehmen bei.

Laut Klimecki und Gmür (2005, S. 457 ff.) wird die aktivierte personelle Vielfalt durch Personallenkung vermindert, um die Effizienz der Personalressourcen im Unternehmen zu erhöhen. Dabei erfolgt die Ausrichtung der Qualifikation und Motivation an den Unternehmenszielen, um Flexibilisierung und Stabilität zu erreichen. Personallenkung beruht auf fünf verschiedenen Bereichen (Litz 2007, S. 82): (1) Personalauswahl, (2) Personalintegration, (3) Personalbeurteilung, (4) Entgelte und Anreize und (5) Personalfreisetzung. Die Personalauswahl beinhaltet die Analyse der personellen Anforderungen, Fähigkeiten und Eignungen für eine Tätigkeit. Bewerber müssen geeignet sein und die Voraussetzungen für eine Stelle erfüllen. Ist ein Bewerber ausgewählt, dann ist dieser in das Unternehmen zu integrieren. Die systematische Personalintegration bezieht sich auf den Einarbeitungsprozess und die Kontaktaufnahme zu Ansprechpartnern. Bei der Personalbeurteilung sind die Leistungen und Potenziale der Mitarbeiter zu analysieren und auszuwerten. Durch die Personalbeurteilung kann aufgezeigt werden, wie die gesetzten Anforderungen und Erwartungen an einen Mitarbeiter erfüllt werden (Fleßa 2014, S. 41 f.). Eine weitere Möglichkeit zur Lenkung der personellen Vielfalt besteht durch Entgelte und Anreize, um bessere Leistungen zu erreichen. Personalfreisetzung ist ein Mittel, um die Mitarbeiterzahl zu verringern. Die einvernehmliche Freisetzung trägt dazu bei, dass Mitarbeiter auch nach Austritt aus dem Unternehmen später wieder bereit sind, für das Unternehmen tätig zu werden.

Welche Bedeutung besitzt die Personallenkung beim Diversitätsmanagement?

Mit der Personalbindung sichert sich ein Unternehmen bewährte Qualifikationen und Motivationen bei Mitarbeitern (Klimecki/Gmür 2005, S. 460 f.). Die Bindung zum Unternehmen beginnt bereits bei der Einarbeitung neuer Mitarbeiter in das eigene Unternehmen. Wird die Bindung nicht kontinuierlich begleitet und vorangetrieben, hat das negative Konsequenzen. Es kommt zu einer wachsenden Anzahl an Fehlzeiten, das Konfliktpotenzial steigt, und die Demotivation der Mitarbeiter nimmt zu. Ferner nimmt die Loyalität der Mitarbeiter ab und das Interesse an betriebsspezifischen Weiterbildungsangeboten sinkt. Um dem entgegenzuwirken, sind verschiedene Bindungsstrategien zu berücksichtigen. Die Bindung kann gestärkt werden, indem bspw. Mitarbeiter mit Werten, Zielen, Emotionen konfrontiert werden. Freude, Stolz, Zuneigung und Dankbarkeit zum Unternehmen entwickeln sich, wenn Mitarbeiter ein Unternehmen attraktiv finden und sich mit diesem identifizieren. Bindung beruht auf der Abwägung zwischen Vor- und Nachteilen. Die Interessen

Welche Ansätze zur Personalbindung bestehen?

der Mitarbeiter sind vielfältig, einige legen mehr Wert auf Anerkennung als andere, wieder andere möchten sich selbst verwirklichen und wieder andere möchten einfach nur berufliche Sicherheit. Zu mehr Flexibilität trägt bei, wenn Mitarbeiter sich z. B. durch personengebundene Qualifikationen als Wissens- und Kompetenzträger mit einbringen. Zu mehr Stabilität trägt bei, wenn der gesamte Mitarbeiterstamm an das Unternehmen gebunden wird (Klimecki/Gmür 2005, S. 460 f.).

Welche Bedeutung haben Kopplungsbeziehungen beim personenbezogenen Diversitätsmanagement?

Bei den Kopplungsbeziehungen können vier Typen differenziert werden, zwei Kopplungen und zwei Rückkopplungen (Klimecki/Gmür 2005, S. 459 ff.). Zu den Kopplungen gehören: die Kopplung (1) Personalaktivierung → Personallenkung und die Kopplung (2) Personallenkung → Personalbindung. Zu den Rückkopplungen gehören: die Rückkopplung (3) Personalbindung → Personalaktivierung und die Rückkopplung (4) Personalbindung → Personallenkung. Durch die Kopplungsbeziehungen können Wege der Flexibilitäts- und der Stabilisierungsorientierung aufgezeigt und beschrieben werden. Werden z. B. Erfolge kurzfristig belohnt (Personallenkung), dann handelt es sich um das Flexibilisierungsprinzip. Werden auf der anderen Seite Erfolgsbeteiligungen so ausgestaltet, dass sie möglichst zu einer langfristigen Bindung führen (Personalbindung), dann handelt es sich um das Stabilitätsprinzip (Klimecki/Gmür 2005, S. 461). Es wird deutlich, dass die Kopplungsbeziehung (Personallenkung → Personalbindung) zur Beschreibung von Flexibilität und Stabilität bei Personalressourcen berücksichtigt werden kann.

Welche Bedeutung besitzt das planvolle Vorgehen zur Zielerreichung?

Um diversitätsbezogene Ziele zu erreichen, wird eine ergebnisorientierte Planung und Führung benötigt. Durch planvolles Vorgehen kann der Entwicklung und Zielerreichung eine Richtung vorgegeben werden (Sobhani 2009, S. 25). Grundlage für die Zielermittlung bilden wie zuvor beschrieben der bestehende Ist-Zustand und der geplante Soll-Zustand. Um von einem aktuellen in einen neuen Zustand zu gelangen, ist planvolles Handeln erforderlich. Planvolles Handeln orientiert an Soll- und Ist-Werten, um unternehmensintern Flexibilitäts- und Stabilitätsziele zu erreichen. Laut Klimecki und Gmür (2005, S. 451) sind Anforderungsprofile zu bestimmen, die ein Gleichgewicht zwischen flexibilisierenden und stabilisierenden Wirkungen bei der Ressource Personal ermöglichen. Die Analyse der Wirkungen bei personeller Vielfalt ist von Bedeutung, da diese unmittelbar Einfluss auf die Arbeitsprozesse im Krankenhaus haben. Ein Soll-Ist-Vergleich zeigt Gleich- und Ungleichgewichte bei der personellen Ausrichtung auf. Ein Soll-Konzept zeigt an, ob ein Unternehmen eher auf diversitätsbezogene Flexibilität oder eher auf diversitätsbezogene Stabilität setzt.

Die personellen Anforderungen beim Personal müssen es ermöglichen, die gesetzte Unternehmensstrategie zu realisieren. Es ist zu überlegen, welche Personalressourcen genau einzubinden sind, um Stabilitäts- und Flexibilitätspotenziale zu ermöglichen. Abbildung 3.3 gibt einen zusammenfassenden Überblick, wie eine ganzheitliche Erfassung der Anforderungsprofile bei den Mitarbeitern aussehen könnte. Aufgelistet sind die fünf bereits beschriebenen Kategorien, die je nach Relevanz verfeinert, verändert oder herausgenommen werden können, um das Profil der Mitarbeiter genau zu bestimmen (vgl. zu einer ausführlichen Beschreibung der Kategorien Klimecki/Gmür 2005, S. 451 ff.). Das Soll-Ist-Profil gibt darüber Auskunft, ob im Unternehmen mehr Flexibilisierungs- oder mehr Stabilisierungsbedarf besteht. Entsprechend müssen Maßnahmen zur Flexibilitäts- und Stabilitätsorientierung getroffen werden.

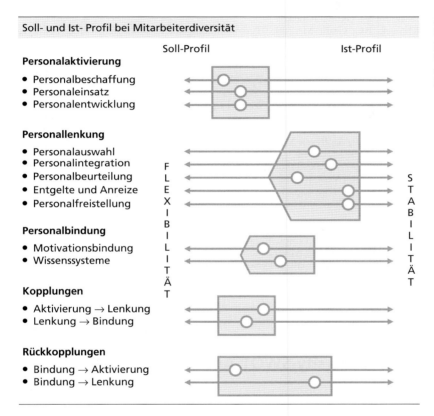

Abb. 3.3:
Soll- und Ist- Profil bei personeller Vielfalt. Quelle: Darstellung in Anlehnung an Klimecki/Gmür (2005).

Es bleibt festzuhalten, dass personenbezogene Arbeitsprozesse und Arbeitsverhältnisse im Krankenhaus eine hinreichend hohe Stabilität aufweisen sollten, damit kontinuierliche Verbesserungen und Effizienzfortschritte möglich sind. Die Gestaltung von Flexibilisierung und Stabilisierung im Rahmen der personellen Vielfalt ist an den Unternehmenszielen auszurichten. Dabei wird deutlich, dass Flexibilität und Stabilität einander bedingen. Flexibilität wird z. B. erreicht durch Qualifizierung von Mitarbeitern, Arbeitsorganisation und Teilzeitbeschäftigung. Stabilität hingegen wird z. B. erreicht durch Arbeitszufriedenheit, einer Vertrauenskultur im Unternehmen und die Einbindung von Mitarbeitern. Flexibilität und Stabilität können aber

Was kann zur Personalgestaltung beim Diversitätsmanagement festgehalten werden?

auch mit den gleichen Faktoren erreicht werden z. B. durch Leistungszulagen und durch einen motivierenden und kommunikativen Führungsstil im Unternehmen.

Literatur

Fleßa S (2014) Grundzüge der Krankenhausbetriebslehre, Bd. 2, 2. Aufl., Oldenbourg Verlag, München.

Klimecki RG, Gmür M (2005) Personalmanagement; Strategien, Erfolgsbeiträge, Entwicklungsperspektiven, 3. erweiterte Aufl., Lucius & Lucius Verlag, Stuttgart.

Krämer M (2007) Grundlagen und Praxis der Personalentwicklung, Vandenhoeck & Ruprecht Verlag, Göttingen.

Lindner-Lohmann D, Lohmann F, Schirmer U (2008) Personalmanagement, Physica-Verlag, Heidelberg.

Litz S (2007) Organisationaler Wandel und Human Resource Management, Eine empirische Studie auf evolutionstheoretischer Grundlage, 1. Aufl., Deutscher Universitäts-Verlag, Wiesbaden.

Schmeisser W, Andresen M, Kaiser S (2013) Personalmanagement, UVK Verlagsgesellschaft, München.

Schöni W (2001) Praxishandbuch, Personalentwicklung; Strategien, Konzepte und Instrumente, Verlag Rüegger, Zürich.

Sobhani B (2009) Strategisches Management, Zukunftssicherung für Krankenhaus und Gesundheitsunternehmen, Medizinisch Wissenschaftliche Verlagsgesellschaft, Berlin.

Wunderer R, Jaritz A (2006) Unternehmerisches Personalcontrolling, Evaluation der Wertschöpfung im Personalmanagement, 3. aktualisierte und erweiterte Aufl., Luchterhand Verlag, München.

Zaugg RJ (2006) Nachhaltige Personalentwicklung, In: Thom N, Zaugg RJ (Hrsg.) Moderne Personalentwicklung, Mitarbeiterpotenziale erkennen, entwickeln und fördern, Gabler Verlag, Wiesbaden, S. 19–40.

3.3 Diversity-SWOT-Analyse

Was ist die Diversitäts-SWOT-Analyse?

Die Diversity-SWOT-Analyse ist ein Konzept zur systematischen Situationsanalyse (Jackson/Joshi/Erhardt 2003; Reinspach 2011, S. 132 f.; Zulehner 2011, S. 96; Busse/Schreyögg/Tiemann 2010, S. 179). Dabei steht, wie in der klassischen strategischen SWOT-Analyse, S für Strengths (Stärken), W für Weakness (Schwächen), O für Opportunities (Chancen) und T für Threats (Risiken). Um den aktuellen Zustand einer Krankenhausorganisation zu einem bestimmten diversitätsbezogenen Themenfeld zu ermitteln, empfiehlt sich die Durchführung einer Diversity-SWOT-Analyse. Eine möglichst realistische Einschätzung von diversitätsbezogenen Kriterien kann Auskunft darüber geben, inwieweit gesetzte Diversitätsziele bisher erreicht wurden bzw. welche Erfolgspotenziale im Diversitätsbereich bestehen.

Welche Dimensionen sind bei der Diversitäts-SWOT-Analyse relevant?

Der Begriff »SWOT« beinhaltet zwei Dimensionen und vier Quadranten (Zulehner 2011, S. 96 f.). Dimension eins umfasst die Stärken und Schwächen, die sich aus dem internen Krankenhausumfeld ergeben. Dimension zwei umfasst die Chancen und Risiken, sich aus dem externen Krankenhausumfeld ergeben. Das interne Umfeld (Finanzen, Personal, Unternehmenskultur, Image, Führungsqualität, Organisation, Know-how) und das externe Umfeld (Wettbewerb, Technologie, Rechte, Trend, Politik, Internationalität) können zusammen in einer Matrix dargestellt werden. Mit der Matrix (▶ **Abb. 3.4**) können verschiedene Situationen und Wettbewerbsvorteile aufgezeigt werden (Schlüchtermann 2013, S. 163). Dabei sind für die eigene Krankenhausorganisation externe Chancen zu nutzen, externe Risiken zu begrenzen, interne Stärken zu fördern und interne Schwächen zu reduzieren (Bienert 2004, S. 166). Ziel ist es, (potenzielle) Wettbewerbsvorteile zu finden und zu bestimmen, mit der sich die Unternehmensposition im Markt weiter verbessert.

Interne Sichtweise	S Strengths (Stärken)	Mit welchen Stärken können Sie Chancen nutzen?	Haben Sie Stärken, um Risiken zu minimieren?
	W Weaknesses (Schwächen)	Welche Chancen verpassen Sie wegen Ihrer Schwächen?	Welche Risiken haben Sie aufgrund Ihrer Schwächen?
Externe Sichtweise		O Opportunities (Chance)	T Threats (Gefahren)

Abb. 3.4: Diversity-SWOT-Analyse
Quelle: Eigene Darstellung in Anlehnung an Zulehner (2011).

Bei der Stärken-Schwächen-Analyse sind Unternehmensstärken und Unternehmensschwächen der Krankenhausorganisation abzuleiten. Je mehr individuelle Stärken genutzt und je schneller Schwächen abgebaut werden, umso konkurrenzfähiger ist die eigene Krankenhausorganisation (Schmola 2008, S. 19, Greiling/Muszynski 2008, S. 102 f.). Die Chancen-Risiken-Analyse bezieht sich auf die Ableitung von Marktchancen und Marktrisiken aus dem aktuellen Krankenhausumfeld. Es geht darum, frühzeitig existenzgefährdende Bedrohungen zu erkennen und Gegenmaßnahmen durch strategische Planung einzuleiten (Bienert 2004, S. 161). Positive Auswirkungen im Markt bieten Chancen, sie sind zu überdenken und gegebenenfalls zu nutzen (Greiling/Muszynski 2008, S. 104 f.). Eine Bewertung kann für alle relevanten Diversitätsbereiche vorgenommen werden.

Wie ist die Diversitäts-SWOT-Analyse durchzuführen?

Die SWOT-Analyse kann durch eine Einzelperson oder durch ein Team erstellt werden. Die gegenwärtige Lage und die strategische Situation kann durch die Auflistung von relevanten Kriterien beschrieben werden. Für ein

Untersuchungsthema ist für beide Dimensionen ein Kriterienkatalog zu erarbeiten. Es lassen sich einerseits Stärken und Schwächen, andererseits auch Chancen und Risiken gemeinsam durch vier Quadranten gegenüberstellen. Während die beiden Quadranten »Stärken« und »Chancen« Erfolgstreiber darstellen, stellen die beiden Quadranten »Schwächen« und »Risiken« Gefahrenquellen für eine Krankenhausorganisation dar. Eine Auflistung aller Kriterien zu einem Untersuchungsbereich trägt dazu bei, dass eine globale Übersicht mit Gestaltungspotenzialen entsteht. Die nachfolgend beispielhaft aufgeführten Kriterien (► Tab. 3.4) zeigen realistische Annahmen zum Thema »Erfolg durch Diversität und Diversitätsmanagement im Krankenhaus«.

Tab. 3.4:
Kriterien einer beispielhaften Diversity-SWOT-Analyse
Quelle: Eigene Darstellung.

DIVERSITY-SWOT-ANALYSE

Stärken (intern)

- das Krankenhaus hat eine erfahrene und engagierte Belegschaft
- es existiert ein gutes Trainings- und Einführungsprogramm für neue Mitarbeiter
- Mitarbeiter erhalten eine professionelle Zertifizierung zum Diversitätsmanagement
- das Senior Management engagiert sich umfassend bei der Personalplanung
- es bestehen vielfältige Erfahrungen beim Umfang mit Diversität
- die Krankenhausorganisation nimmt wissenschaftliche Arbeiten zum Diversitätsmanagement an
- die Krankenhausorganisation hat starke ethische Werte und ein Leitbild
- es gibt einige sehr stark engagierte Mitarbeiter in der Belegschaft
- die Geschäftsführung hat Erfahrung und engagiert sich im Diversitätsmanagement
- es besteht eine ganzheitliche praktische Orientierung beim Diversitätsmanagement

Schwächen (intern)

- das Krankenhaus bietet kein Mentoringprogramm für ärztliche Mitarbeiter an
- es gibt eine ungleiche Beteiligung an Diversitätsveranstaltungen
- es besteht ein Mangel an angemessener Anerkennung und Wertschätzung
- es besteht ein Mangel an Klarheit in Bezug auf die Rollenverteilung im Diversitätsmanagement
- die aktuelle Belegschaft ist ethnisch/kulturell nicht heterogen
- es gibt keine Orientierung und Weiterbildungen sind nur eingeschränkt möglich
- unzureichende Aufsicht und Leitung beim Diversitätsmanagement
- keine kontinuierliche Evaluierung und Aktualisierung von Diversitätspraktiken
- Handbücher zum Diversitätsmanagement müssen aktualisiert werden
- Man bereitet sich nur mangelhaft auf Diversitätsprojekte und Diversitätsmaßnahmen vor

Chancen (extern)

- die Krankenhausorganisation nimmt Chancen zum Diversitätsmanagement sehr gut an
- es werden verstärkt Ärzte und Pflegekräfte mit Migrationshintergrund eingestellt

Tab. 3.4:
Kriterien einer bei-
spielhaften Diversity-
SWOT-Analyse
– Fortsetzung

DIVERSITY-SWOT-ANALYSE

- die Krankenhausorganisation hat Chancen, das Diversitätsmanagement auszubauen
- es werden externe Diversitätsmanager einbezogen, um ein Problem zu beheben
- es gibt ein externes Training für Führungskräfte zur Weiterentwicklung des Diversitätsmanagements
- es wird für bereichsübergreifende und interdisziplinäre Teamarbeit geworben
- verstärkte gemeinschaftliche Verantwortung für den Umgang mit Diversitäten
- es steht Informationsmaterial über Best Practices zum Diversitätsmanagement zur Verfügung
- neue Methoden und Techniken zum Management unterschiedlicher Diversitäten existieren
- es existiert ein effizientes und transparentes Kommunikationssystem

Gefahren (extern)

- Programme zur Sensibilisierung von Diversitätsmanagement werden reduziert
- niemand weiß, wie es mit dem Diversitätsmanagement weiter geht
- es stehen keine finanziellen Mittel für ein Diversitätsmanagement zur Verfügung
- Fixierung auf traditionelle Erfolgsmuster beim Diversitätsmanagement
- es steht wenig Zeit zur Verfügung, um sich in Diversitätsprojekte einzubringen
- es kommt zu vermehrten Haftungsbedenken und Rechtsstreitigkeiten
- es gibt keine Erweiterung der Beschäftigungsmöglichkeiten für Diversitätsbeauftragte
- Nachfrage nach Diversitätsangeboten kann nicht gedeckt werden
- Anerkennung von gesellschaftlichen Ereignissen zum Thema »Diversität« findet nicht statt
- begrenzte Integration und Einbindung von Minderheitengruppen im Krankenhaus

Nach der ersten Ableitung von Kriterien für die eigene Krankenhausorganisation kann eine weitergehende Bewertung, Diskussion und Sortierung der Kriterien vorgenommen werden. Es können die tatsächlichen Eintrittswahrscheinlichkeiten für Stärken und Schwächen, als auch die Chancen und Risiken ermittelt werden (Bienert 2004, S. 163 f.). Zu überlegen ist, welche Auswirkungen die Ergebnisse für das Betriebsergebnis haben. Abzuschätzen sind Potenziale für Verbesserungen und Veränderungen. Eine Bewertung kann auf unterschiedliche Weise vorgenommen werden. Einerseits können Experten eine Bewertung vornehmen, andererseits kann auch eine Bewertung durch ein einzelnes Team erfolgen. Alle Schwächen und Stärken und Chancen und Risiken mit relativ hoher Eintrittswahrscheinlichkeit können in einer Portfoliodarstellung vergleichend gegenübergestellt werden. Stärken und Schwächen und Chancen und Risiken mit relativ niedriger Eintrittswahrscheinlichkeit können vernachlässigt werden. In einem weiteren Schritt kann bspw. eine Visualisierung und Priorisierung durchgeführt werden. Mit Hilfe der Priorisierung können anschließend Entscheidungen für Maßnahmen getroffen werden.

Wie erfolgt die Potenzialabschätzung bei ermittelten Kriterien?

Wie lassen sich kritische Erfolgsfaktoren bestimmen?

Das Ergebnis einer SWOT-Analyse dient als Grundlage zur Bestimmung von Erfolgsfaktoren im Krankenhaus. Die Erfolgsfaktoren können sich auf die Krankenhausorganisation aber auch auf Kunden (Ermittlung durch eine Kundenbefragung), Lieferanten (Ermittlung durch eine Lieferantenbefragung) und Mitarbeiter (Ermittlung durch eine Mitarbeiterbefragung) beziehen. Zwischen diesen Perspektiven besteht häufig ein Unterschied in der Wahrnehmung von Diversität, daher kann es sich lohnen, für jede Perspektive eine SWOT-Analyse durchzuführen.

Welche Vor- und Nachteile hat die Diversity-SWOT-Analyse?

Die SWOT-Analyse kann zur Planung und Kontrolle verwendet werden. Positive wie negative Einflussfaktoren können komplexitätsvermindert erfasst und relevante Informationen zu Einflussfaktoren können verdichtet werden. Bereits durchgeführte Maßnahmen können ermittelt und beurteilt werden. Die Einflussfaktoren liefern erste Anhaltspunkte zur strategischen Ausrichtung. Die aus der SWOT-Analyse ermittelten Einflussfaktoren sind häufig sehr global gehalten und können daher nur eine Grundrichtung für Verbesserungen und Veränderungen vorgeben. Ein Nachteil der SWOT-Analyse besteht darin, dass sie die gegenwärtige Lage nur beschreibend und strategiebildend wiedergibt. Zudem sind die Ergebnisse einer SWOT-Analyse abhängig von ausgewählten Kriterien und der Person oder den Personen, die die Analyse durchführen. Die Einschätzungen von Einzelpersonen oder Teams sind subjektiv und unterliegen individuellen Kenntnissen und Zielsetzungen. Eine Verzerrung der Ergebnisse, auch aufgrund von Informationslücken, kann daher möglich sein. Auch lassen sich gegenseitige Abhängigkeiten zwischen positiven und negativen Einflussfaktoren nur eingeschränkt berücksichtigen.

Für welche Aufgabenbereiche eignet sich die Diversity-SWOT-Analyse?

Es kann festgehalten werden, dass mit der SWOT-Analyse Kriterien und Einflussfaktoren für ein bestimmtes Untersuchungsthema erfasst werden können. Im weiteren Verlauf können Eintrittswahrscheinlichkeiten, Auswirkungen von Kriterien und Einflussfaktoren und mögliche Potenziale zusammengefasst werden. Um die Krankenhausorganisation weiter voranzubringen, sind interne und externe Erfolgspotenziale zu nutzen und zu entwickeln. Die Erfolgspotenziale dienen zur operativen und strategischen Gestaltung. Zur holistischen Gestaltung ist die Verflechtung des Krankenhauses mit dem Umfeld abzubilden. Weiterhin können auf Grundlage der SWOT-Analyse mögliche Maßnahmen ermittelt werden, wie gesetzte Ziele erreicht werden können, die zum Unternehmenserfolg beitragen. Entscheidend bei der Analyse ist, welche Stärken genutzt werden sollen, um Chancen (Möglichkeiten) zu realisieren. Die integrierte Betrachtung von interner und externer Unternehmenssichtweise erlaubt, nachhaltige (potenzielle) Wettbewerbsvorteile zu finden.

Literatur

Bienert ML (2004) Marktorientierung und Strategiefindung, Ein Leitfaden für Gesundheitsunternehmen zur erfolgreichen Positionierung im Wettbewerb, ecomed Medizin Verlag, Landsberg/Lech.

Busse R, Schreyögg J, Tiemann O (2010) Management im Gesundheitswesen, 2. Aufl., Springer Verlag, Heidelberg.

Greiling M, Muszynski T (2008) Strategisches Management im Krankenhaus, Methoden und Techniken zur Umsetzung in der Praxis, 2. überarbeitete und erweiterte Aufl., Kohlhammer Verlag, Stuttgart.

Jackson SE, Joshi A, Erhardt NL (2003) Recent Research on Team Organizational Diversity: SWOT Analysis and Implications, Journal of Management, Vol. 29, No. 6, pp. 801–830.

Reinspach R (2011) Strategisches Management von Gesundheitsbetrieben, Grundlagen und Instrumente einer entwicklungsorientierten Unternehmensführung, 2. Aufl., Lucius & Lucius Verlagsgesellschaft, Stuttgart.

Schlüchtermann J (2013) Betriebswirtschaft und Management im Krankenhaus, Grundlagen und Praxis, Medizinisch Wissenschaftliche Verlagsgesellschaft, Berlin.

Schmola G (2008) Schriften zum Krankenhausmanagement, Strategisches Krankenhausmanagement: Grundlagen und Konzepte, Dissertation.de – Verlag, Berlin.

Zulehner C (2011) Strategisches Führen in Gesundheits- und Pflegeunternehmen, Handbuch für die Praxis, 1. Aufl., Josef Eul Verlag, Köln.

3.4 Leitfragen

Leitfragen Teil A

- Welche Diversitätsziele bestehen in Krankenhäusern?
- Welche Bedeutung und Funktion haben Diversitätsziele?
- Welche Schritte umfasst der Zielbildungsprozess im Diversitätsmanagement?
- Wie können die Anforderungen an Zielsetzungen ermittelt werden?
- Wie lassen sich diversitätsbezogene Ziele strukturieren und systematisieren?
- Wie können Ziele operationalisiert werden?
- Welche Möglichkeiten der Gewichtung von Zielen gibt es?
- Wie können Konflikte bei der Zielsetzung verhindert werden?
- Welche Bedeutung besitzt die Zielentscheidung?
- Welche Formen der Differenzierung bei diversitätsbezogenen Zielen gibt es?
- Worauf können sich Ziele im Krankenhaus beziehen?
- Was lässt sich zusammenfassend zu Zielen und Zielsetzungen konstatieren?

Leitfragen Teil B

- Wie kann der Status Quo personeller Vielfalt im Krankenhaus erfasst werden?
- Welche Bedeutung besitzen Flexibilität und Stabilität beim Diversitätsmanagement?
- Welche Bedeutung besitzt die Personalaktivierung?

- Welche Ansätze zur Personalbindung bestehen?
- Welche Bedeutung haben Kopplungsbeziehungen beim personenbezogenen Diversitätsmanagement?
- Welche Bedeutung besitzt das planvolle Vorgehen zur Zielerreichung?
- Was kann zur Personalgestaltung beim Diversitätsmanagement festgehalten werden?

Leitfragen Teil C

- Was ist die Diversitäts-SWOT-Analyse?
- Welche Dimensionen sind bei der Diversitäts-SWOT-Analyse relevant?
- Wie ist die Diversitäts-SWOT-Analyse durchzuführen?
- Wie erfolgt die Potenzialabschätzung bei ermittelten Kriterien?
- Wie lassen sich kritische Erfolgsfaktoren bestimmen?
- Welche Vor- und Nachteile hat die Diversity-SWOT-Analyse?
- Für welche Aufgabenbereiche eignet sich die Diversity-SWOT-Analyse?

4　Zyklus Diversitätsmanagement

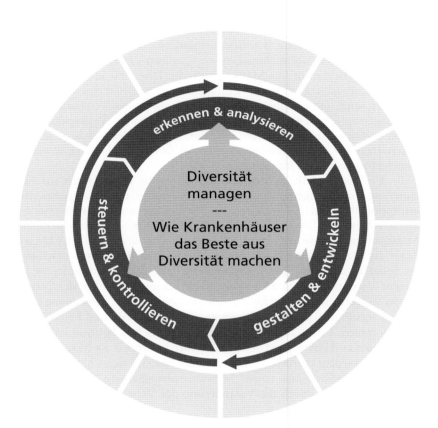

4.1   Die Elemente des Diversitätsmanagements

Was bedeutet Management?

Das Konzept und Verständnis des Managements unterliegt sowohl in der Wissenschaft als auch in der Praxis einem stetigen Wandel. Während die Berufsbezeichnung Manager vor Jahren noch ranghohen Mitarbeitern in der Unternehmensleitung vorbehalten war, gibt es mittlerweile in jedem Bereich und auf nahezu jeder hierarchischen Ebene von Organisationen spezialisierte »Manager«. Berufsbezeichnungen wie Key Account Manager, Customer Manager oder beispielsweise Facility Manager etablieren sich zunehmend als feste Berufsbezeichnungen. Auch im Krankenhaus etablieren sich Berufsbezeichnungen wie Qualitäts-, Prozess- oder Patientenmanager. Bevor auf das Management von Diversität im Allgemeinen und die Entwicklung eines Diversitätsmanagements im Speziellen eingegangen wird, gilt es daher, zunächst ein einheitliches Verständnis von »Management« zu schaffen. Im zweiten Schritt wird das Verständnis von Management in Krankenhäusern erläutert, um abschließend die richtigen Bestandteile für ein Diversitätsmanagement in Krankenhäusern in einen Managementzyklus zu integrieren.

Was ist ein Managementkonzept?

In der Wissenschaft werden grundsätzlich zwei Perspektiven zur Erläuterung von Managementkonzepten eingenommen, es wird zwischen der institutionellen und der funktionalen Perspektive unterschieden (Steinmann/Schreyögg 2005, S. 6; Schreyögg, Koch 2007, S. 6 f.). Betrachtet man Management als eine Institution im Unternehmen, werden all jene Mitarbeiter als Manager betrachtet, die eine Vorgesetztenfunktion innehaben. Auch der Eigentümer eines Unternehmens bzw. der Kapitaleigner ist in diesem Verständnis dem Management hinzuzurechnen. Wie der Name bereits andeutet, wird in der funktionalen Perspektive eine Zuordnung zum Management auf Basis der wahrgenommenen Aufgaben und Funktionen vorgenommen. Unabhängig von seiner hierarchischen Position kann ein Mitarbeiter in Abhängigkeit seines Aufgabenspektrums als Manager kategorisiert werden. Das Selbstverständnis des Managements hat sich dabei nicht ausschließlich aus einem Selbsterneuerungsdrang verändert. Es wurde maßgeblich durch die Veränderung des Verständnisses einer Organisation selbst beeinflusst.

In der klassischen betriebswirtschaftlichen Literatur geht man davon aus, dass die Produktion von Gütern materieller oder immaterieller Art der Sinn eines Unternehmens ist (Gutenberg 1975). Gutenbergs Verständnis folgend, besteht die Aufgabe des Unternehmens darin, die verfügbaren Produktionsfaktoren (menschliche Arbeit, Werkstoffe, Betriebsmittel) zu kombinieren und daraus Produkte zu erzeugen (Gutenberg 1975, S. 7 f., Bardmann 2011, S. 226). In diesem Verständnis einer Organisation als reiner Produktionsbetrieb ist die wesentliche Aufgabe des Managers in der Leitung der Produktionsprozesse, hin zu der bestmöglichen Relation aus eingesetztem Input und damit erzeugtem Output zu sehen. Management wird hier als Betriebsleitung aufgefasst (Remer 2004, S. 91).

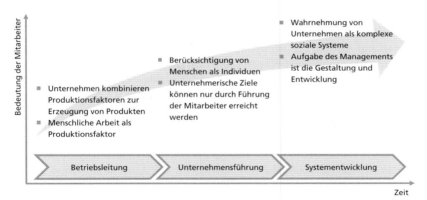

Abb. 4.1:
Entwicklung der Managementkonzepte
Quelle: Darstellung in Anlehnung an Remer (2004).

Während die klassische Betrachtung von Unternehmen nach Gutenberg weiterhin als Ausgangspunkt dienen kann, hat sich die Betrachtung des Managements von einer Betriebsleitung hin zu einer Unternehmensführung gewandelt. Der Wandel der Begrifflichkeiten zeigt, dass die Bedeutung der einzelnen Mitarbeiter an Relevanz gewonnen hat. Mitarbeiter sollen nicht nur als Produktionsfaktor »menschliche Arbeit« angesehen werden, sondern als eigenständige Persönlichkeiten, die es bspw. zu motivieren gilt, um die Ziele des Unternehmens erreichen zu können (Remer 2004, S. 91 f.). Das moderne Verständnis von Unternehmen und Management hat die genannten Ansatzpunkte weiterentwickelt, das Verständnis auf einen Systemgedanken erweitert und so ein Managementkonzept der Systementwicklung hervorgebracht. Ein Unternehmen ist folglich nicht mehr als starres Konstrukt zu sehen, das der Leitung oder Führung bedarf, sondern als komplexes soziales System, das entwickelt und gesteuert werden muss (Remer 2004, S. 302 f.). Die kurz dargestellte Entwicklung verdeutlicht, dass der Mensch als Individuum zunehmend Bedeutung in der Wissenschaft und der wirtschaftlichen Realität gewinnt.

Zum Aufgabenbereich des Managements gibt es im gegenwärtigen systemorientierten Managementkonzept ein weitgehend anerkanntes Modell. Die fünf Kernaufgaben im Managementprozess bestehen demnach aus Planung, Organisation, Personaleinsatz, Führung und Kontrolle. Als Ausgangspunkt des Prozesses ist die Planung anzusehen. Dem Management obliegt es, Ziele entsprechend der Unternehmensstrategie zu setzen und Richtlinien zur Erreichung dieser Ziele zu entwickeln. Die Organisation bezeichnet die Schaffung der notwendigen Strukturen zur Realisierung der Pläne. So müssen die Pläne beispielsweise in Teilaufgaben aufgebrochen und die notwendigen Ressourcen bereitgestellt werden. Wie die Entwicklung des Managementverständnisses bereits zeigt, sind Mitarbeiter als wichtigste Ressource des Unternehmens zu betrachten. Die dritte Phase Personaleinsatz bezeichnet deshalb die Tätigkeiten, die sich mit dem Aufbau, dem Einsatz und der Aufrechterhaltung einer leistungsfähigen Belegschaft befassen. Nachdem die notwendigen Pläne und Strukturen entwickelt wurden, setzt die Phase Führung ein. Manager befassen sich

Wie hat sich das Verständnis von Management entwickelt?

61

kontinuierlich mit dem täglichen Arbeitsvollzug und nehmen notwendige Anpassungen an Planung, Organisation und Personaleinsatz vor. Abschließend erfolgt die Kontrolle der erreichten Ergebnisse. Ohne einen Vergleich zwischen den Plänen (Soll-Zustand) und den erreichten Ergebnissen (Ist-Zustand) könnte keine abschließende Beurteilung des unternehmerischen Erfolges stattfinden (Fleßa 2014, S. 1 ff., Schreyögg/Koch 2007, S. 10 ff., Steinmann/Schreyögg 2005, S. 6 ff.).

Im Rahmen von zeitlich begrenzten und projektbasierten Arbeiten kann der Managementprozess in der dargestellten sequenziellen Abfolge durchgeführt werden. Die langfristige unternehmerische Tätigkeit in einem dynamischen Marktumfeld verlangt jedoch die Anwendung eines zirkulären und iterativen Managementprozesses. Die dargestellten Phasen haben somit Gültigkeit, müssen jedoch wiederholt durchlaufen und angepasst werden. So stehen z. B. die Phasen Kontrolle und Planung in direkter Verbindung, der erreichte Ist-Zustand am Ende eines Zyklus dient als Ausgangssituation für die Planung eines neuen Soll-Zustands (Schreyögg/ Koch 2007, S. 11, Steinmann/Schreyögg 2005, S. 12 f.).

Wo ist das Diversitätsmanagement im Managementprozess einzugliedern?

Die wichtigste Ressource in Krankenhäusern sind die Mitarbeiter. Sie repräsentieren mit über 60 % der Gesamtkosten (Statistisches Bundesamt 2011) nicht nur die größte Kostenposition, sondern auch den entscheidenden Produktionsfaktor für die Behandlung und Pflege der Patienten und somit für die Wertschöpfung des Krankenhauses. Zwar kann kein Krankenhaus effektiv geführt werden, wenn andere Teilaufgaben vernachlässigt werden, dennoch hat die Personalplanung, der Personaleinsatz und die Personalführung einen besonders wichtigen Stellenwert (Fleßa 2014, S. 5 ff.). Im Sinne des vorgestellten Managementprozesses ist das Diversitätsmanagement der Phase Personaleinsatz und Führung zuzuordnen und der Umgang mit Diversität wäre folglich eine Kernaufgabe der klassischen Disziplin des Personalwesens. Aufgrund der erst zunehmenden Relevanz der Diversität gibt es hierzu allerdings noch kein einheitlich anerkanntes Verständnis des Diversitätsmanagements. Es sind verschiedene Initiativen zum Umgang mit ausgewählten Aspekten der Diversität bekannt, z. B. Antidiskrimierungsleitlinien oder Barrierefreiheit, ein ganzheitliches Managementverständnis zu den Inhalten, zum Aufgabenfächer und zur Organisation eines effektiven Managements fehlt jedoch. In Abhängigkeit der Selbstwahrnehmung und der Einschätzung einer Organisation bezüglich der eigenen Stellung und der eigenen gesellschaftlichen Verantwortung ist davon auszugehen, dass Diversität vorrangig partiell und selektiv zur Erreichung organisationaler Ziele eingesetzt wird (Hofmann 2012, S. 33 ff.).

Wie verläuft das Diversitätsmanagement?

Das Ziel muss es sein, ein Diversitätsmanagement zu definieren und zu implementieren, das einen langfristig effektiven Umgang mit und die Nutzung von Diversität in einer Organisation ermöglicht (Schulz 2009, S. 77). Zu diesem Zweck wird das Diversitätsmanagement an dieser Stelle als eigenständiger Managementzyklus, nicht als Komponente des klassischen Managementprozesses verstanden. Der klassische Managementprozess bietet allerdings eine Struktur, an der sich das Diversitätsmanagement sehr gut orientieren kann. Wie in diesem Buch bereits dargestellt wurde, muss zunächst ein Verständnis für Diversität erzeugt werden, die Diversitätsbasis im Krankenhaus muss entdeckt und verstanden werden, bevor mit der Gestaltung der personellen Vielfalt begonnen werden kann. Ebenso ist es notwendig, einen gemeinsamen Zielvektor zu entwickeln, um eine Vorstellung der gewünschten Veränderungen zu erhalten und letztlich die hierfür notwendigen Maßnahmen zu entwickeln.

Die Phasen des Managementprozesses lassen sich letztlich in drei Stufen zusammenfassen, Planung, Organisation und Kontrolle (Steinmann/ Schreyögg 2005, S. 6 ff., Schreyögg/Koch 2007, S. 6 ff.). Diese Phasen repräsentieren die Vorbereitung, Durchführung und letztlich die Einschätzung der erreichten Ergebnisse. Auch im Diversitätsmanagement hat diese grundsätzliche Logik Bestand. Die einzelnen Phasen müssen allerdings dahingehend erweitert werden, dass sie der Spezifität des Diversitätsmanagements gerecht werden können. Im ersten Schritt muss das tatsächliche Ausmaß der Diversität in der eigenen Organisation erkannt und analysiert werden. Erst wenn dies geschehen ist, können die Diversitätsziele bearbeitet und erreicht werden. In der zweiten Phase »Durchführung« steht die Entwicklung der Mitarbeiter im Fokus. Es gilt, Maßnahmen und Instrumente einzusetzen, die dazu beitragen, die Vielfalt der Mitarbeiter effektiv nutzen zu können. In der letzten Phase muss das Management dazu befähigt werden, die Auswirkungen der Diversität zu erkennen, zu verstehen und daraus neue Ansatzpunkte für die Personalentwicklung abzuleiten. Im nachfolgenden Abschnitt werden die drei Phasen des Diversitätsmanagements im Detail vorgestellt.

Literatur

Bardmann M (2011) Grundlagen der Allgemeinen Betriebswirtschaftslehre, Gabler Springer Verlag, Wiesbaden.

Fleßa S (2014) Grundzüge der Krankenhausbetriebslehre, Bd. 2, 2. Aufl., Oldenburg Verlag, München.

Gutenberg E. (1975) Grundlagen der Betriebswirtschaft, Bd. 1, Die Produktion, 21. Aufl., Springerverlag, Berlin/Heidelberg.

Hofmann R (2012) Gesellschaftstheoretische Grundlagen für einen reflexiven und inklusiven Umgang mit Diversitäten in Organisationen, In: Bendl R, Hanappi-Egger E, Hofmann R (Hrsg.) Diversität und Diversitätsmanagement, Facultas, Wien, S. 23–60.

Remer A (2004) Management. System und Konzepte, 1. Aufl., Lang, Nürnberg.

Schreyögg G, Koch J (2007) Grundlagen des Managements, Basiswissen für Studium und Praxis, 1. Aufl., Gabler Verlag, Wiesbaden.

Schulz A (2009) Strategisches Diversitätsmanagement. Unternehmensführung im Zeitalter der kulturellen Vielfalt, 1. Aufl., Gabler, Wiesbaden.

Statistisches Bundesamt (2011) Gesundheit, Kostennachweis der Krankenhäuser, Fachserie 12, Reihe 6.3, Wiesbaden.

Steinmann H, Schreyögg G (2005) Management. Grundlagen der Unternehmensführung. Konzepte – Funktionen – Fallstudien. 6. Aufl., Gabler, Wiesbaden.

4.2   Diversitätsmanagement in drei Phasen

Die Arten, Formen oder Ausprägungen von Diversität sind vielschichtig und werden oft erst bei direkter Auseinandersetzung mit der Thematik offensichtlich. Besonders im professionellen Umfeld wird aber bisher die Berücksichtigung der Diversität ignoriert. Die Managementprämisse lautet, dass persönliche Attribute wie Geschlecht, Alter oder bspw. Religion zugunsten der professionellen Qualifikationen vernachlässigt werden sollen. Mit der Einführung eines Diversitätsmanagements im Krankenhaus gilt es, diesen Trend vorsichtig zu durchbrechen. Diversitätsmanagement bedeutet die Ungleichheit von Mitarbeitern zu betonen, zu berücksichtigen und den Mitarbeitern das Recht auf Ungleichbehandlung einzuräumen (Süß 2009, S. 169).

Abb. 4.2:
Diversitätsmanagement in drei Phasen
Quelle: Eigene
Darstellung.

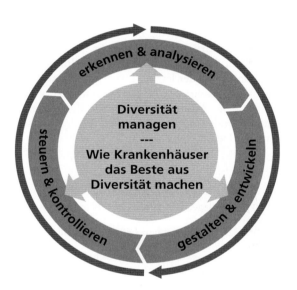

Die Notwendigkeit eines strukturierten Diversitätsmanagementprozesses, wie in Abbildung 4.2 dargestellt, liegt in der Forderung nach Ungleichbehandlung begründet, da ein Kompromiss zwischen Berücksichtigung individueller Attribute und der Vermeidung von Diskriminierung gefunden werden muss. Dem Management kommt es letztlich zu, die Diversität zu erkennen und zu analysieren, geeignete Maßnahmen zur Gestaltung einer vielfältigen Belegschaft zu entwickeln sowie die Entwicklung zu steuern bzw. die Ergebnisse zu kontrollieren. Nachfolgend werden die drei Phasen des Diversitätsmanagementprozesses vorgestellt.

Phase 1: erkennen & analysieren

Die erste Phase des Diversitätsmanagements »erkennen & analysieren« beinhaltet zwei wichtige Aspekte. Zunächst muss in der Organisation ein Verständnis von und für Diversität geschaffen werden, sodass die tatsächlichen Auswirkungen von Diversität auch als solche erkannt werden können. Während das zunächst trivial klingen mag, gestaltet sich die Umsetzung in der Realität sehr schwer. So kann das Auftreten von Kommunikationsstörungen im Arbeitsprozess bspw. verschiedene Ursachen haben. Allgemeine Missverständnisse oder ungünstige akustische Situationen können zu einer Kommunikationsstörung führen. Die Ursache kann aber auch in einer kulturbedingten Fehlinterpretation der Kommunikation liegen. Zur Veranschaulichung kann ein einfaches Beispiel herangezogen werden. Während das Nicken mit dem Kopf in westlichen Kulturen als Zeichen der Zustimmung aufgefasst wird, kann das Kopfnicken in asiatischen Kulturen unterschiedlich aufgefasst werden. Abhängig von der Gesamtsituation könnte ein Nicken Zustimmung oder sogar höfliche Ablehnung bedeuten. Eine frühzeitige Sensibilisierung von Mitarbeitern bezüglich der Diversität kann dazu beitragen, dass derartige Missverständnisse nicht auftreten und die Effektivität des Arbeitsprozesses keine Einbußen erfahren muss. Letztlich reicht eine kurze Rückfrage, um zu klären, ob beide Kommunikationspartner ein einheitliches Verständnis der besprochenen Inhalte erreicht haben.

Neben der Sensibilisierung der Mitarbeiter für die Auswirkungen muss insbesondere das Management im Krankenhaus zur Analyse der Diversität befähigt werden. Diversität wird weitläufig nur sehr eingeschränkt im Sinne der kulturellen Vielfalt wahrgenommen. So erwartet man Auswirkungen auf den Arbeitsprozess, wenn Mitarbeiter verschiedener Nationalitäten interagieren müssen, vernachlässigt dabei aber, dass bereits bei der Zusammenarbeit von Mitarbeitern unterschiedlicher Geschlechter, Altersgruppen oder Religionen eine Diversität besteht. Als Beispiel kann hier die Zusammensetzung eines OP-Teams angeführt werden. Für die erfolgreiche Durchführung einer Operation sind Anästhesisten, Chirurgen sowie Pflegepersonal notwendig. Das Team kann somit eine Vielfalt hinsichtlich des Alters, des Geschlechts, der Ausbildung und bspw. der Religion aufweisen.

Hierzu müssen grundlegende Kenntnisse zu den möglichen Formen der Diversität und deren Ausmaß vermittelt werden. Das Management und die am jeweiligen Arbeitsprozess beteiligten Mitarbeiter müssen ein Bewusstsein für demografische und ethnisch-kulturelle Vielfalt entwickeln und wissen, welche Konsequenzen mit der jeweiligen Diversitätsform verbunden sein können. Diese Sensibilisierung und die Kenntnisse bezüglich der aktuellen Diversitätsbasis im Krankenhaus sind der Grundstein für die erfolgreiche Entwicklung und Implementierung von Maßnahmen und Instrumenten für das Management von Diversität.

Warum ist es schwer, Diversität zu erkennen und zu analysieren?

65

Phase 2: gestalten & entwickeln

Was ist eine diversitätsbezogene Handlungskompetenz?

Das Ziel im Diversitätsmanagement ist letztlich die Vermittlung einer diversitätsbezogenen Handlungskompetenz in der Belegschaft. So umfasst interkulturelle Handlungskompetenz »[die] Fähigkeit, kulturelle Bedingungen und Einflussfaktoren im Wahrnehmen, Denken, Urteilen, Empfinden und Handeln, einmal bei sich selbst und zum anderen bei kulturell fremden Personen, zu erfassen, zu würdigen, zu respektieren und produktiv zu nutzen.« (Thomas/Kinast/Schroll-Machl 2006, S. 92). Konkret spricht diese Kompetenz drei Aspekte an. Auf der kognitiven Ebene muss geschult werden, wie kulturelle Einflüsse auf eine Person erkannt und interpretiert werden, auf der affektiven Ebene sollte die passende emotionale Einstellung gelehrt werden und auf der Verhaltensebene muss ein Verhaltensbewusstsein geschaffen werden, das es ermöglicht, adäquat mit anderen Kulturen zu interagieren (Stumpf 2006, S. 37).

Das in der wissenschaftlichen Literatur verbreitete Konzept der interkulturellen Handlungskompetenz greift an dieser Stelle allerdings zu kurz. Diversität umfasst Merkmale wie Alter, Geschlecht, Ausbildung, Religion und viele mehr, Kultur ist nur ein Aspekt der Vielfalt in Krankenhäusern. Eine diversitätsbezogene Handlungskompetenz muss aber ebenfalls auf der kognitiven, der affektiven und der Verhaltensebene ansetzen. Die Mitarbeiter eines Krankenhauses müssen für das Vorhandensein von Vielfalt sensibilisiert werden (kognitiv). Dieser erste Schritt hilft dabei, die Unterschiede im Verhalten auf die Diversität zurückzuführen und daraus folgende Handlungsmuster richtig zu interpretieren. Ein Nicken muss bspw. nicht immer Zustimmung bedeuten. Auf der affektiven Ebene muss Akzeptanz und Toleranz entwickelt werden, sodass eine grundsätzlich positive Haltung gegenüber der Diversität entsteht. Sind diese Ebenen erfolgreich gestaltet worden, kann die Verhaltensebene direkt entwickelt werden. Auch hier gilt es, das eigene Verhalten zu erkennen und ggf. an das jeweilige Umfeld anzupassen.

Ein Fächer an Maßnahmen und Instrumenten dient als Ausgangspunkt für das Diversitätsmanagement in Krankenhäusern. Hierbei wird zwischen vorbereitenden Entwicklungsmaßnahmen (before the job) oder bspw. berufsbegleitenden Maßnahmen (along the job) unterschieden (Pfannstiel 2014, S. 381 ff.). Die zweite Phase des Diversitätsmanagements bezweckt letztlich die Schaffung einer diversitätsbezogenen Handlungskompetenz für die am Arbeitsprozess beteiligten Mitarbeiter.

Phase 3: steuern & kontrollieren

Warum ist es wichtig, den Erfolg des Diversitätsmanagements zu kontrollieren?

Nachdem ein Bewusstsein für Diversität geschaffen und die geeigneten Maßnahmen und Instrumente für die Entwicklung einer diversitätsbezogenen Handlungskompetenz ausgewählt wurden, muss die Durchführung gesteuert und kontrolliert werden. Insbesondere der Erfolgskontrolle kommt eine bedeutende Stellung im Diversitätsmanagement zu. Der vorgestellte dreistufige Prozess ist als Zyklus zu betrachten, nach einem ersten Durchlauf des Prozesses ist die erreichte Situation neu zu bewerten und angepasste Maßnahmen zur Weiterentwicklung sind zu definieren.

Während sich die Steuerung und Erfolgskontrolle in vielen Unternehmensbereichen sehr einfach gestaltet, stehen Krankenhäuser bei der Einführung eines Diversitätsmanagements vor großen Herausforderungen. Die Steuerung in der Produktion kann bspw. auf einfachen Performance-Kennzahlen beruhen, die Kontrolle des Unternehmenserfolges basiert auf einheitlich festgelegten Verfahren und Kennzahlen aus dem Rechnungswesen. Im starken Kontrast hierzu stehen Unternehmen bereits bei der Definition des aktuellen Ausmaßes von Diversität vor größeren Problemen. Es existieren keine einheitlichen Richtlinien, der Umgang mit Diversität beruht zu großen Teilen auf der persönlichen Einstellung und die Auswirkungen von Diversität sind letztlich schwer zu quantifizieren.

Um ein erfolgreiches Diversitätsmanagement aufzubauen, muss jedoch ein Vorgehen definiert werden, um mit objektiven Maßstäben und Kennzahlen eine Kontrolle der Entwicklung der Diversität durchführen zu können. Erst wenn diese Kontrolle ermöglicht wird, kann auch deren Steuerung erfolgen. Eine Möglichkeit hierzu ist die Einführung einer Diversity-Scorecard. In Anlehnung an die Balanced-Scorecard werden bei dieser Methode mehrere diversitätsrelevante Dimensionen und zugehörige Kennzahlen definiert, um sowohl die Steuerung als auch die Kontrolle im Managementzyklus zu ermöglichen.

Die Durchführung eines aktiven Diversitätsmanagements kommt der Wanderung auf einem schmalen Grat zwischen Fairness und Diskriminierung gleich. Dem Management muss das Recht eingeräumt werden, die »Ungleichheit« in der Belegschaft zu würdigen und die Mitarbeiter »ungleich« zu behandeln. Gleichzeitig darf allerdings keine Situation entstehen, in der willkürlich Mitarbeiter bevorzugt oder benachteiligt werden. Da sowohl die Einschätzung der Diversität als auch deren Auswirkungen auf einer subjektiven Wahrnehmung beruhen, steht das Management hier vor einer großen Herausforderung. Erst durch die Standardisierung des Managementzyklus durch den Einsatz transparenter, nachvollziehbarer Kontrollmechanismen und Kontrollinstrumente, die an die Bedürfnisse der jeweiligen Organisation angepasst wurden, kann eine individualisierte, »ungleiche« Behandlung ohne Diskriminierung erfolgen.

> Worin liegt die größte Herausforderung im Diversitätsmanagement?

Literatur

Pfannstiel MA (2014) State of the Art von Maßnahmen und Instrumenten zum Management der Patienten- und Mitarbeiterdiversität im Krankenhaus, In: Bouncken RB, Pfannstiel MA, Reuschl AJ (Hrsg.) Dienstleistungsmanagement im Krankenhaus II; Prozesse, Produktivität und Diversität, Springer Gabler Verlag, Wiesbaden, S. 381–427.

Stumpf S (2006) Interkulturalität in der Personal-, Team- und Organisationsentwicklung. Gruppendynamik und Organisationsentwicklung. Jg. 37, Heft 1, S. 33–49.

Süß S (2009) Die Institutionalisierung von Managementkonzepten, Diversity-Management in Deutschland. Rainer Hampp Verlag, München/Mehring.

Thomas A, Kinast E, Schroll-Machl S (2006) Entwicklung interkultureller Handlungskompetenz von international tätigen Fach- und Führungskräften durch interkulturelle Trainings, In: Götz K (Hrsg.) Interkulturelles Lernen/Interkulturelles Training. 6. Aufl., Rainer Hampp Verlag, München/Mehring, S. 91–114.

4.3 Die Rolle des Diversitätsmanagements in der Organisation

Insbesondere in den Zeiten eines Fachkräftemangels, des demografischen Wandels sowie der zunehmenden Internationalisierung sind Mitarbeiter eine zentrale und knappe Ressource von Krankenhäusern (Warmuth 2012, S. 203 ff.). Die Einführung eines strukturierten Diversitätsmanagements erlangt somit eine große Bedeutung, da es gilt, die knappe und knapper werdende Ressource optimal einzusetzen. Wie bereits aus anderen Aufgaben des Managements bekannt ist, führen Projekte zur Optimierung eines Krankenhauses nicht immer zum Erfolg. Ältere Untersuchungen zur Veränderung von organisationalen Strukturen gehen teilweise von sehr niedrigen Erfolgsquoten aus. So ist im Rahmen der Implementierung einer Prozessorganisation davon auszugehen, dass 50–70 % der Projekte scheitern (Hammer/Stanton 1995, S. 30, Walston/Burns/Kimberly 2000, S. 1366). Neben der Definition eines Prozesses für das Diversitätsmanagement darf somit auch die Institutionalisierung des Diversitätsmanagements nicht vernachlässigt werden.

Warum ist mit Widerstand bei Veränderungen zu rechnen? Bei Veränderungen in einer Organisation ist davon auszugehen, dass Widerstand von den betroffenen Mitarbeitern und Instanzen geleistet wird. Für dieses Verhalten gibt es unterschiedliche Gründe. Mitarbeiter befürchten einen Verlust ihrer Kontrolle oder ihres Ansehens, die Arbeitsroutinen müssen verändert werden oder sie befürchten bspw., dem neuen Aufgabenprofil nicht gerecht werden zu können (Kanter 1985). Der Widerstand muss dabei nicht aktiv und sichtbar erfolgen, er kann sich auch im passiven Ignorieren von Veränderungen äußern (Jones/Bouncken 2008, S. 608). Auch die Einführung eines Diversitätsmanagements ist als organisationale Veränderung zu werten, bei der Kontrolle und Aufgaben neu verteilt werden. Deshalb darf auch der Implementierungsprozess selbst nicht vernachlässigt werden. Es obliegt der Unternehmensführung und den leitenden Angestellten, frühzeitig die anstehenden Veränderungen zu kommunizieren und die notwendige Unterstützung für die Veränderung zu zeigen. Da ein Diversitätsmanagement unter anderem die Aufgabe hat, die individuelle Berücksichtigung der einzelnen Mitarbeiter voranzutreiben und es im Zuge dessen zu einer stärkeren Ungleichbehandlung kommen wird, ist die möglichst frühzeitige Integration der Mitarbeiter in die Konzipierung der neuen Aufgabenbereiche als kritischer Erfolgsfaktor anzusehen.

Ein Ansatzpunkt für die Entwicklung einer Implementierungsstrategie für ein Diversitätsmanagement ist das AGIL-Konzept (Aretz/Hansen 2003, Hanappi-Egger 2012, S. 192 ff.). Demnach muss im ersten Schritt ein grundsätzliches Verständnis für die Herausforderungen der Diversität geschaffen werden (A = Adaption/Ressourcenmobilisierung), bevor im zweiten Schritt Verantwortlichkeiten und Aufgaben verteilt werden, um die gesetzten Ziele zu erreichen (G = Goal attainment/Zielrealisierung). In einem dritten Schritt gilt es, das Diversitätsmanagement zu etablieren und Vertrauen zu schaffen (I = Integration), um in der abschließenden Phase die geschaffenen Strukturen und die definierten Grundsätze zum Umgang mit Diversität in die Unternehmenskultur überzuführen. Das AGIL-Konzept wird in der nachfolgenden Abbildung veranschaulicht.

Was ist das AGIL-Konzept?

A (Adaption/ Ressourcenmobilisierung)	G (Goal Attainment/ Zielrealisierung)	I (Integration)	L (Latente Strukturerhaltung)
▪ Verständnis fördern ▪ Lernprozesse initiieren ▪ Ressourcen bereitstellen ▪ Diversitätsmanagement einführen	▪ Verantwortung übernehmen ▪ Prioritäten setzen ▪ Veränderungsprozess durchführen ▪ Controlling installieren	▪ Einheit in der Vielheit herstellen ▪ Vertrauen schaffen ▪ Diversitätsmanagement einbetten	▪ Förderung des kritischen Dialogs ▪ Legitimation von Diversität ▪ Überwindung von Vorurteilen

Abb. 4.3:
Das AGIL-Konzept Quelle: Darstellung in Anlehnung an Aretz/ Hansen (2003), Hanappi-Egger (2012).

Neben der Entwicklung einer Strategie für die Implementierung des Diversitätsmanagements muss geklärt werden, wo das Diversitätsmanagement organisatorisch im Krankenhaus anzusiedeln ist. Die konkrete Ausgestaltung der Organisation ist von verschiedenen Faktoren abhängig und gewinnt mit zunehmender Unternehmensgröße an Komplexität. Krankenhäuser die Teil einer größeren Organisation wie einer Krankenhauskette oder eines Diakoniewerkes sind, gliedern üblicherweise Managementaufgaben wie die strategische Planung an übergeordnete Instanzen aus und fokussieren die täglichen operativen Aufgaben (Fleßa 2014, S. 22 ff.). Die in der Praxis vorzufindenden Organisationsstrukturen in Krankenhäusern sind sehr unterschiedlich, lassen sich jedoch als Abwandlung von zwei Grundmodellen verstehen, die funktionale und die divisionale Aufbauorganisation.

Welche grundsätzlichen Organisationsformen sind bei Krankenhäusern vorzufinden?

Die funktionale Organisation zeichnet sich durch die Strukturierung des Unternehmens entsprechend seiner Tätigkeiten aus. Die zweithöchste Hierarchieebene ist folglich nach Tätigkeiten strukturiert. Wie der Name bereits andeutet, ist ein funktional organisiertes Krankenhaus entsprechend seiner Tätigkeitsbereiche wie z. B. Diagnostik, Versorgung und Pflege organisiert. Diese Organisationsform eignet sich vor allem für kleinere Krankenhäuser. In einer divisionalen Organisation erfolgt eine Strukturierung anhand ausgewählter Objekte. Direkt unter der höchsten Hierarchiebene werden folglich einzelne Objekte im Sinne von Geschäftsbereichen angetragen. In der Industrie können diese Objekte bspw.

Was sind die Kennzeichen der funktionalen und der divisionalen Organisation?

Kunden- oder Produktgruppen sein. Im Krankenhaus kann eine divisionale Organisation bspw. nach den einzelnen Kliniken erfolgen. Die divisionale Organisation eignet sich vor allem für autonom zu führende Geschäftsbereiche. An dieser Stelle sei der Vollständigkeit halber kurz die Matrixorganisation erwähnt. Diese Organisationsform bildet eine Synthese aus funktionaler und divisionaler Organisation. So werden Hierarchieebenen für Tätigkeiten (vertikal) und für spezielle Objekte oder Geschäftsbereiche (horizontal) zusammengefügt (Jones/Bouncken 2008, S. 48). Die Unterscheidung zwischen funktionaler und divisonaler Organisation wird in der nachfolgenden Abbildung veranschaulicht.

Wo sollte das Diversitätsmanagement in der Organisation eingegliedert werden?

Die organisatorische Verankerung des Diversitätsmanagements sollte in der ersten oder zweiten Ebene der Unternehmenshierarchie erfolgen. In der funktionalen Organisation bietet es sich an, eine Stabsstelle für das Diversitätsmanagement einzurichten. Gleiches trifft auch auf die divisionale Organisation zu, wobei hier zusätzlich ein Diversitätsmanager in den einzelnen Divisionen bestimmt oder ein Mitarbeiter zum Diversitätsmanager (-beauftragter) ernannt werden sollte. Abhängig von der Unternehmensgröße und -organisation könnte anderenfalls eine zu groß wahrgenommene hierarchische Distanz zwischen den individuellen Organisationsmitgliedern und den zuständigen Mitarbeitern im Diversitätsmanagement bestehen.

Welche Wirkung hat die Implementierung eines Diversitätsmanagements?

Die organisationale Eingliederung des Diversitätsmanagements auf einer oberen hierarchischen Ebene verfolgt zwei Ziele. Zunächst zeigt dieses Vorgehen, dass dem Umgang mit Vielfalt in der Belegschaft eine hohe Bedeutung durch die Geschäftsführung beigemessen wird und das Thema langfristige Relevanz aufweist. Wird das Diversitätsmanagement hingegen nicht mit Kompetenzen und Autorität ausgestattet, signalisiert dies der Belegschaft eine geringe Wertschätzung der Thematik. Der Umgang mit Diversität könnte dadurch als kurzfristige Bemühung ohne Verpflichtungen der Mitarbeiter wahrgenommen werden. Nicht zu unterschätzen ist dabei die Außenwirkung durch das aktive Management der Diversität und der Schaffung einer gesonderten Stabsstelle. Die organisationale Gestaltung eines Krankenhauses wird auch von der Öffentlichkeit und nicht zuletzt von potenziellen Bewerbern beachtet. Gerade die Außenwirkung darf in Zeiten eines zunehmenden Fachkräftemangels nicht unterschätzt werden.

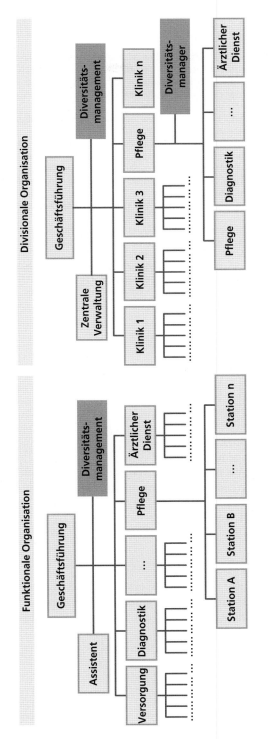

Abb. 4.4: Diversitätsmanagement in der funktionalen und divisionalen Organisation
Quelle: In Anlehnung an Fleßa (2014).

Literatur

Aretz H-J, Hansen K (2003) Erfolgreiches Management von Diversity. Die multi-kulturelle Organisation als Strategie zur Verbesserung einer nachhaltigen Wettbewerbsfähigkeit, Zeitschrift für Personalforschung, Jg. 17, Heft 1, S. 9–36.

Fleßa S (2014) Grundzüge der Krankenhausbetriebslehre, Bd. 2, 2. Aufl., Oldenburg Verlag, München.

Hammer M, Stanton SA (1995) Die Reengineering Revolution, Handbuch für die Praxis, 1. Aufl., Campus Verlag, Frankfurt/Main.

Hanappi-Egger E (2012) Die Rolle von Gender und Diversität in Organisationen: Eine organisationstheoretische Einführung, In: Bendl R, Hanappi-Egger E, Hofmann R (Hrsg.) Diversität und Diversitätsmanagement, Facultas, Wien, S. 175–202.

Jones GR, Bouncken RB (2008) Organisation. Theorie, Design und Wandel, 5. akt. Aufl., Pearson, München.

Kanter RM (1985) Managing the human side of change. Management Review, Vol. 74, No. 4, pp. 52–56.

Walston S, Burns L., Kimberly J. (2000) Does Reengineering really work? An examination of the context and outcomes of hospital reengineering initiatives, Health Services Research, Vol. 34, No. 6, pp. 1363–1388.

Warmuth G-S (2012) Die strategische Implementierung von Diversitätsmanagement in Organisationen, In: Bendl R, Hanappi-Egger E, Hofmann R (Hrsg.) Diversität und Diversitätsmanagement, Facultas Verlag, Wien, S. 203–236.

4.4 Leitfragen

Leitfragen Teil A

- Was bedeutet Management?
- Was ist ein Managementkonzept?
- Wie hat sich das Verständnis von Management entwickelt?
- Wo ist das Diversitätsmanagement im Managementprozess einzugliedern?
- Wie verläuft das Diversitätsmanagement?

Leitfragen Teil B

- Warum ist es schwer, Diversität zu erkennen und zu analysieren?
- Was ist eine diversitätsbezogene Handlungskompetenz?
- Warum ist es wichtig, den Erfolg des Diversitätsmanagements zu kontrollieren?
- Worin liegt die größte Herausforderung im Diversitätsmanagement?

Leitfragen Teil C

- Warum ist mit Widerstand bei Veränderungen zu rechnen?

- Was ist das AGIL-Konzept?
- Welche grundsätzlichen Organisationsformen sind bei Krankenhäusern vorzufinden?
- Was sind die Kennzeichen der funktionalen und der divisionalen Organisation?
- Wo sollte das Diversitätsmanagement in der Organisation eingegliedert werden?
- Welche Wirkung hat die Implementierung eines Diversitätsmanagements?

5 Erkennen & Analysieren

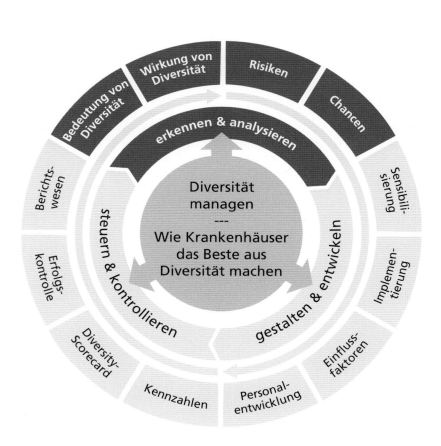

5.1 Das Krankenhaus aus einer neuen Perspektive

Entsprechend der Entwicklung des Verständnisses von Unternehmen kann auch ein Krankenhaus aus verschiedenen Perspektiven betrachtet werden. In einem klassischen betriebswirtschaftlichen Ansatz kann ein Krankenhaus als Organisation wahrgenommen werden, in der sich Spezialisten und ausgebildete Fachkräfte um die positive Veränderung des Gesundheitszustandes von Patienten kümmern (Seelos 1993, S. 304 f.). Diese Sichtweise kann dem klassischen Verständnis von Unternehmen als Erfüllungsort ausgewählter Produktionstätigkeiten gleichgesetzt werden. Das zugehörige Managementkonzept ist die Betriebsleitung. Im Mittelpunkt steht die reine Arbeitstätigkeit im Sinne der Durchführung einer Reihe notwendiger Arbeitsschritte. Der Arbeitsprozess besteht bspw. aus der Aufnahme des Patienten, der Durchführung der Anamnese und Diagnostik sowie der Behandlung (Greulich/Thiele 1997, S. 23). Der Patient ist hier als ein Verrichtungsobjekt anzusehen, an dem der Arbeitsprozess ausgeführt wird. Die Aufgabe des Managements ist es, die Bereitstellung der notwendigen Qualität und Quantität an Produktionsfaktoren zu gewährleisten. In dieser veralteten Ansicht von Unternehmen wird den sozialen Gegebenheiten im Unternehmen noch keine große Beachtung geschenkt.

Welche Rolle spielt das Verständnis eines Unternehmens für die Wahrnehmung von Diversität?

Wird dem Verständnis von Krankenhäusern das Managementkonzept der Systementwicklung zugrunde gelegt, ändert sich auch die Wahrnehmung der Organisation und Arbeitstätigkeit. Das Krankenhaus kann nicht mehr auf den Erfüllungsort von Arbeitstätigkeiten reduziert werden, die gesamte Organisation ist als komplexes interaktives soziales System zu betrachten. Wie der Name bereits impliziert, gewinnt hier die Berücksichtigung der sozialen Komponente an Bedeutung. Das behandelnde Personal wird nicht mehr als bloßer Produktionsfaktor betrachtet, der Patient wird nicht mehr als ein »Objekt« eingestuft, an dem eine Dienstleistung ausgeführt werden muss (Remer 2004, S. 419). Der Arbeitsprozess wandelt sich von einer Abfolge mechanischer Tätigkeiten zu einer komplexen Interaktion zwischen Mitarbeitern mit individuellen Eigenschaften. Neben der eigentlichen Behandlung muss bspw. die zwischenmenschliche Kommunikation oder bspw. auch die persönliche Wertevorstellung berücksichtigt werden. Auch die Managementaufgaben müssen an dieses neue Verständnis angepasst werden. Zwar ist die Bereitstellung der notwendigen Produktionsfaktoren noch immer ein wichtiger Bestandteil des Aufgabenportfolios, ein Fokus muss allerdings auf den zwischenmenschlichen Beziehungen liegen. Es gilt, das Krankenhaus, bzw. eine Organisation, als »Mikro-Gesellschaft« (Remer 2004, S. 427) wahrzunehmen, in der die gleichen Chancen und Herausforderungen wie in der gesamten Gesellschaft zu finden sind.

Wie verändert das Verständnis eines Unternehmens die Wahrnehmung von Diversität?

Um die Wirkung von Diversität im Krankenhaus zu verstehen, muss das Krankenhaus als soziales System, der Arbeitsprozess als Interaktion zwischen Mitarbeitern und Patienten verstanden werden. In dieser neuen Perspektive kann leicht nachvollzogen werden, dass Diversität eine Wirkung in

Wie können die Auswirkungen von Diversität strukturiert werden?

der Organisation entfaltet. In der wissenschaftlichen Literatur existiert bereits eine Vielzahl an Studien zu dieser Thematik. Neben der letztlichen Wirkung wird vor allem die Frage untersucht, wie Diversität eine Wirkung entfalten kann. Wie bereits dargestellt wurde, entfaltet Diversität keine Wirkung durch das bloße Vorhandensein, sondern erst durch eine Beeinflussung der Interaktionen zwischen Menschen. Kearney und Voelpel (2012) bieten hierzu ein geeignetes Verständnismodell, das wesentliche Erkenntnisse aus der Forschung zusammenzufassen vermag. Die schematische Wirkungsweise von Diversität ist der nachfolgenden Abbildung zu entnehmen.

Wie kann die Wirkungsentfaltung von Diversität erklärt werden?

Als Ausgangspunkt dient das einfache Verhältnis zwischen einer Ursache und der damit verbundenen Konsequenzen, an dieser Stelle folglich Diversität und deren Auswirkung. Die Form der Diversität spielt zunächst keine Rolle. Wie in Abbildung 5.1 dargestellt, kann das Ergebnis die Zufriedenheit der Mitarbeiter, deren Leistungsfähigkeit oder bspw. deren Kündigungsabsicht sein. Die Darstellung ist nicht umfassend, zur Verdeutlichung der Wirkungsbeziehung sind die dargestellten Ergebnisse allerdings ausreichend. Geht man der Frage nach, wie sich Diversität auf die Leistungsfähigkeit von Mitarbeitern auswirkt, kann man diesen Zusammenhang über einen sogenannten Mediator, einen Vermittler, erklären.

Abb. 5.1:
Die Wirkungsbeziehungen von Diversität
Quelle: In Anlehnung an Kearny und Voelpel (2012).

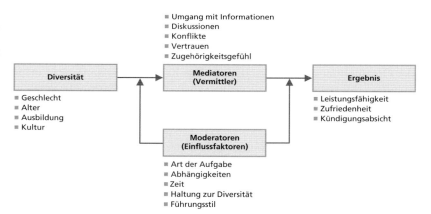

Was sind Mediatoren und Moderatoren?

Ein Beispiel kann diesen Zusammenhang verdeutlichen. Wird angenommen, dass eine Arbeitsgruppe aus Mitgliedern unterschiedlicher Nationalität besteht, die unterschiedliche Sprachen sprechen, ist von erheblichen Kommunikationsproblemen auszugehen. Eine Diversität bezüglich der Nationalität oder Sprache kann so zu einer beeinträchtigten Kommunikation führen, was sich negativ auf die Leistungsfähigkeit auswirkt. Die Beziehung zwischen Diversität und Ergebnis wird folglich durch »Kommunikation« vermittelt. Als Einflussfaktor für diese Beziehung kann die »Art der Aufgabe« benannt werden. Während davon auszugehen ist, dass Kommunikationsprobleme im Dienstleistungsprozess von Krankenhäusern zu einer Verminderung der Leistungsfähigkeit führen, können eben diese Kommunikationsprobleme in einem kreativen Arbeitsprozess zu einer verbesserten Leistungsfähigkeit führen. Ist die Arbeitsaufgabe bspw. die Entwicklung einer Informationsbroschüre für internationale Patienten, können die Kommunikationsstörungen im Entwicklungsprozess das letztliche Ergebnis wesentlich verbessern, da die Verständlichkeit der Broschüre bereits in der Entwicklung diskutiert und geprüft wird.

Einen weiteren Ansatz zum Verständnis der Auswirkungen von Diversität bieten Milliken und Martins (1996). Die Autoren haben auf Basis einer weitreichenden Literaturrecherche die bereits erforschten Auswirkungen von Diversität kategorisiert und zusammengefasst. Als Ergebnis können sie eine Aufteilung zwischen kurz- und langfristigen diversitätsbezogenen Effekten präsentieren. Eine Übersicht über diese Effekte ist Abbildung 5.2 zu entnehmen.

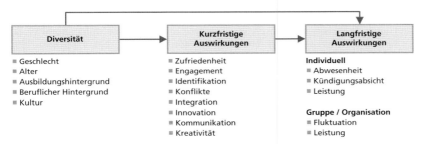

Abb. 5.2:
Kurz- und langfristige Effekte von Diversität Quelle: Darstellung in Anlehnung an Dickie/Soldan (2008) und Milliken/Martins (1996).

Auch die Staffelung der Auswirkungen in einem Zeitbezug kann durch das Modell der vermittelnden Faktoren, durch Mediatoren, erklärt werden. So wurde in verschiedenen wissenschaftlichen Studien bspw. bereits festgestellt, dass Diversität kurzfristig zu einer gesteigerten Kreativität und Zufriedenheit, aber auch zu mehr Konflikten und einer abnehmenden sozialen Integration führt (Stahl et al. 2010). Diese kurzfristigen Ergebnisse können über einen längeren Zeitraum hinweg u. a. auch die gesamte Leistungsfähigkeit beeinflussen. Dieser Umstand lässt sich wiederum durch ein einfaches Beispiel illustrieren. Herrscht in einer Abteilung oder Arbeitsgruppe eine hohe Diversität bezüglich der persönlichen Wertvorstellungen, kann es häufiger zu Konflikten kommen. Die Anzahl der Konflikte ist dabei als kurzfristige Auswirkung der Diversität zu betrachten. Stellen sich aber über einen längeren Zeitraum hinweg vermehrt Konflikte ein, ist davon auszugehen, dass die betroffenen Mitarbeiter den Wunsch entwickeln, die Abteilung oder Arbeitsgruppe zu verlassen. Die Absicht zu kündigen wird somit zu einer langfristigen Auswirkung der Diversität.

Nachdem ein Verständnis für die Wirkungsweise von Diversität geschaffen wurde, sollen nachfolgend aus der Wissenschaft bekannte Folgen der Diversität dargestellt werden. Die Folgen können positiv oder negativ sein, deshalb werden sowohl die Chancen als auch die Risiken von Diversität angegeben.

Wie kann die langfristige Wirkung von Diversität erklärt werden?

Literatur

Dickie C, Soldan Z (2008) Diversity Management, Tilde University Press, Prahran.

Greulich A, Thiele G (1997) Prozeßmanagement im Krankenhaus, In: Greulich A, Thiele G, Thiex-Kreye M (Hrsg.) Prozeßmanagement im Krankenhaus, 1. Aufl., Heidelberg.

Kearny E, Voelpel SC (2012) Diversity research - what do we currently know about how to manage diverse organizational units? ZfB-Special Issues: Managing Diversity in Organizations, Vol. 82, pp. 3–18.

Milliken FJ, Martins LL (1996) Searching for Common Threads: Understanding the Multiple Effects of Diversity in Organizational Groups. Academy of Management Review, Vol. 21, No. 2, pp. 402–433.

Remer A (2004) Management. System und Konzepte, 1. Aufl., Lang, Nürnberg.

Seelos HJ (1993) Zum semantischen Differential der Gesundheitsleistungsproduktion. Zeitschrift für öffentliche und gemeinwirtschaftliche Unternehmen: ZögU/ Journal for Public and Nonprofit Services. Vol. 16. No. 3, pp. 303–315.

Stahl GK, Maznevski ML, Voight A, Jonsen K (2010) Unraveling the Effects of Cultural Diversity in Teams: A Meta-analysis of Research on Multicultural Work Groups, Journal of International Business Studies, Vol. 41, No. 4, pp. 690–709.

5.2   Die Risiken der Diversität

Weshalb gibt es keine eindeutigen Ergebnisse zur Wirkung von Diversität?

Die Forschung aus dem wirtschaftswissenschaftlichen Fachbereich zur Diversität in Unternehmen untersucht vorrangig die Fragestellung, wie sich eine zunehmende Mitarbeitervielfalt auf die Leistungsfähigkeit des Unternehmens auswirkt. Der direkte Zusammenhang zwischen Diversität und Unternehmensleistung konnte allerdings bisher noch nicht hergestellt werden. Eine Vielzahl an Studien kann von einer Verbesserung der Leistungsfähigkeit bei hoher Diversität berichten (z. B. Earley/Mosakowski 2000, Thomas/Ely 1996), ebenso existiert eine Gegenströmung, die eine negative Wirkungen bescheinigen kann (z. B. Richard 2000, Gonzalez/DeNisi 2009, Weech-Maldonado et al. 2011). Insgesamt kann die Wirkung der Diversität auf die Leistungsfähigkeit aufgrund der unterschiedlichen Ergebnisse nicht zweifelsfrei festgestellt werden (Stahl et al. 2010). Die Ursachen für die unterschiedlichen Studienergebnisse können in einer unterschiedlichen Auffassung und Messung von Diversität liegen, ebenso wie die Wirkung von Diversität in Abhängigkeit der betrachteten Branche zu unterschiedlichen Ergebnissen führt. Wird Diversität als Vielfalt der Kulturen, Nationen, Sprachen, Geschlechter oder bspw. Altersgruppen verstanden, sind jeweils andere Ergebnisse zu erwarten. Ebenso ist die Wirkung der Mitarbeitervielfalt von dem jeweiligen Branchen- oder Aufgabenkontext abhängig. So kann das Vorhandensein unterschiedlicher Wertvorstellungen, Erfahrungen und Ausbildungen bei kreativen komplexen Aufgaben förderlich oder bei einfachen sequentiellen Aufgaben hinderlich sein.

Wird die direkte Verbindung zwischen Diversität und Leistungsfähigkeit um Mediatoren und Moderatoren erweitert, lassen sich konkrete Wirkungen von Diversität belegen (Stahl et al. 2010). Wie bereits dargestellt wurde, können Mediatoren letztlich die Wirkung von Diversität auf ein Ergebnis – wie z. B. die Leistungsfähigkeit – erklären, wobei die Wirksamkeit von weiteren Faktoren abhängig ist (Branchen- oder Aufgabenkontext) oder beeinflusst wird (Moderatoren). Nachfolgend werden wesentliche Risiken der Mitarbeitervielfalt aufgeführt und erklärt. Die Übersicht erhebt keinen Anspruch auf Vollständigkeit, eignet sich jedoch dafür, die grundsätzlichen Gefahren der Diversität erkennen und verstehen zu lernen.

Kommunikation

Ein besonders offensichtliches Risiko der Diversität ist der reibungslose Ablauf der Kommunikation (Davidhizar/ Dowd 1999, Gudykunst/Nishida 2001). Auch im privaten Bereich ist dieser Umstand bekannt. Jugendliche Menschen neigen dazu, einen eigenen Sprachstil mit neuen Wörtern zu entwickeln, der teilweise für ältere Generationen nicht oder schwer verständlich ist. Selbst bei einem familiären Gespräch kann es so zu Kommunikationsstörungen zwischen den Generationen kommen. In einem fachlichen Kontext ließe sich als Grund für diese Störung die Altersdiversität anführen. Dieses einfache Beispiel vermag bereits einen wesentlichen Einfluss der Diversität auf die Kommunikation darzustellen. Es ist davon auszugehen, dass die Kommunikation mit einer Erweiterung der Vielfalt zusätzlich erschwert wird. Wenn neben der Altersdiversität noch eine große Vielfalt bezüglich Geschlecht, Ausbildung und bspw. Kultur herrscht, entstehen ein größeres Potenzial für Missverständnisse und allgemeine Probleme bei der Kommunikation.

Wie beeinflusst Diversität die Kommunikation?

Kommunikation findet auf verschiedenen Ebenen und in verschiedenen Formen statt. Selbst wenn keine bewussten Anstrengungen unternommen werden, um zu kommunizieren, stellt dieses Verhalten bereits eine Kommunikation dar. Von Watzlawick, Bavelas und Jackson (1974) wurden fünf Grundsätze zur Definition von Kommunikation entwickelt. Besondere Berühmtheit hat der Ausspruch »man kann nicht nicht kommunizieren« (Zitiert nach Broszinky-Schwabe 2011, S. 30) erhalten. Die besonders für die Kommunikation unter Diversität relevanten ersten zwei Grundsätze werden nachfolgend kurz dargestellt. Da die letzten Aussagen eine untergeordnete Rolle bei der Kommunikation unter Diversität spielen, sei an dieser Stelle auf die entsprechende Literatur verwiesen (z. B. Heringer 2010, Broszinsky-Schwabe 2011).

Welche Grundsätze der Kommunikation sind für die Diversität relevant?

1. Man kann nicht nicht kommunizieren: Die Fähigkeit, nicht nicht zu kommunizieren, beschreibt den Umstand, dass Kommunikation sowohl verbal als auch non-verbal erfolgt. Die non-verbale Kommunikation findet bspw. durch Gesten, Mimik und die Körpersprache statt. Je unterschiedlicher die Kommunikationspartner sind, desto größeres Potenzial besteht, die non-verbale Kommunikation falsch zu interpretieren.
2. Beziehung bestimmt inhaltliche Bedeutung: Bei der Kommunikation muss zwischen einem Inhalts- und einem Beziehungselement unter-

schieden werden. Während in Deutschland bspw. ein sehr sachlicher Kommunikationsstil gepflegt wird, bei dem die beabsichtigte Botschaft direkt geäußert wird, liegt vor allem in asiatischen Kulturen ein starker Fokus auf dem Beziehungselement. In Abhängigkeit der Beziehung zwischen den Kommunizierenden gilt es, die beabsichtigte Botschaft erst nach einer entsprechenden Einleitung kund zu tun, um die Beziehung entsprechend zu würdigen. Dieser Sachverhalt kann in Deutschland auch bei Diversität bezüglich des Alters oder hierarchischen Position beobachtet werden, da sich der Sprachstil zwischen Vorgesetzten und Untergebenen deutlich unterscheiden wird.

Wie kann es zu Störungen in der Kommunikation kommen?

Ein offensichtliches Beispiel zur Verdeutlichung der möglichen Kommunikationsstörungen unter Diversität ist ein Gespräch zwischen Personen aus Ländern mit einer unterschiedlichen Muttersprache. Werden alle anderen Diversitätsmerkmale außen vor gelassen, existiert dennoch im besten Falle nur ein begrenzter gemeinsamer Wortschatz, mit Hilfe dessen die Kommunikation stattfinden muss. Wird die sprachliche Diversität in einem zweiten Schritt um eine kulturelle Vielfalt erweitert, eröffnen sich weitere Ebenen, die zu einer Störung der Kommunikation beitragen können. Hall (1976) zufolge kann zwischen Kulturen mit einer hohen oder niedrigen Kontextorientierung in der Kommunikation differenziert werden. Die Unterscheidung zwischen einem hohen und einem niedrigen Kontext erfolgt anhand der explizit geäußerten Informationen im Kommunikationsprozess. Das bedeutet, dass eine getätigte Aussage in Abhängigkeit der Kultur des Kommunizierenden verschiedene Bedeutungen annehmen kann. So werden Individuen aus einer Kultur mit niedrigem Kontext im Kommunikationsstil direkt sagen, was sie meinen. Wird die gleiche Aussage hingegen von jemandem aus einer Kultur mit hohem Kontextgehalt geäußert, sind die Worte in Abhängigkeit der jeweiligen Situation zu interpretieren. Gerade diese Unterschiede können zu Missverständnissen führen. Missverständnisse auf Basis von Sprachbarrieren können besonders in Konsultationsgesprächen mit Patienten gravierende Folgen haben (Wilson et al., 2005).

Konflikte

Welche Gründe können zu Konflikten führen?

Kommunikationsstörungen können letztlich auch zu handfesten Konflikten führen, bspw. durch Missverständnisse. Konflikte können als Spannungssituationen angesehen werden, in denen mehrere Parteien versuchen, ihre Ziele zu erreichen und sich dabei ihrer Gegnerschaft bewusst sind (Bröckermann 2007, S. 347). Wissenschaftliche Studien bescheinigen insbesondere kulturell vielfältigen Abteilungen oder Gruppen ein häufigeres Auftreten und stärkeres Ausmaß von Konflikten (Cox 1993). Die Gründe für das Entstehen von Konflikten lassen sich wiederum in verschiedene Bereiche kategorisieren. Nachfolgend werden vier grundsätzliche Ursachen für die Entstehung von Konflikten dargestellt (Jones/Bouncken 2008, S. 882 ff., Cox 1993, Dickie/Soldan 2008, S. 93):

1. Unterschiedliche Ziele

Es ist davon auszugehen, dass Mitarbeiter unterschiedlicher Funktionen oder organisatorischer Einheiten unterschiedliche Ziele verfolgen oder unterschiedliche Prioritäten haben. Dieses grundsätzliche Konfliktrisiko wird durch hohe Diversität gesteigert. Neben den organisatorischen Zielen und Prioritäten begründet eine Vielfalt bezüglich Geschlecht, Alter, Ausbildung oder bspw. Kultur weitere Zielkonflikte durch unterschiedliche Werte, Normen, Ziele oder Prioritäten.

2. Wettbewerb um rare Ressourcen

Eine weitere klassische Konfliktursache ist der Wettbewerb um rare Ressourcen. Auch in Krankenhäusern ist die Verfügbarkeit ökonomischer Ressourcen eine Voraussetzung für die erfolgreiche Behandlung von Patienten. So gibt es regelmäßig Konflikte bezüglich der bedarfsgerechten Verteilung der verfügbaren Arbeitskräfte, der technischen Ausstattung und bspw. der Sachmittel, da einzelne organisatorische Einheiten bezüglich der begrenzt verfügbaren Ressourcen in einem Wettbewerb zueinander stehen. Das Ausmaß der zu erwartenden Konflikte kann auch von der Diversität abhängen, da die Definition von »bedarfsgerecht« vom individuellen Hintergrund der Mitarbeiter abhängt. Mitarbeiter aus der Verwaltung, dem pflegerischen oder dem ärztlichen Dienst würden die vorhandenen Ressourcen unterschiedlich verteilen, ebenso würde die Verteilung in Abhängigkeit weiterer Merkmale unterschiedlich ausfallen.

3. Machtunterschiede

Die ungleiche Verteilung von Macht zwischen Mitarbeitern unterschiedlicher Berufsgruppen oder bspw. zwischen Mitarbeitern mit ausgewählten Merkmalen wie dem Geschlecht, dem Alter oder der Nationalität, können zu Konflikten führen. In Krankenhäusern kann die Machtverteilung zwischen ärztlichem und pflegerischem Dienst als Beispiel herangezogen werden. Hier kann es zu einer Gruppenbildung und Ausgrenzung der Mitarbeiter entsprechend ihres beruflichen Hintergrundes kommen, wobei sich die unterschiedlichen Gruppen wiederum in Konkurrenz zu anderen Berufsgruppen sehen.

4. Kulturelle Differenzen

Auch durch kulturelle Unterschiede können Konflikte entstehen. Ursächlich hierfür sind wiederum Missverständnisse bei der Kommunikation oder unterschiedliche Werte- und Normensysteme. Dies kann anhand der Kulturdimensionen der GLOBE-Studie dargestellt werden. So bestehen Unterschiede bezüglich des geforderten Individualismus oder Kollektivismus, die Akzeptanz von Führungsstilen unterscheidet sich, es besteht ein anderes Verständnis von Zeit und die Machtverteilung zwischen den Geschlechtern wird unterschiedlich vorausgesetzt.

Welche Phasen hat ein Konflikt?

Der Ablauf von Konflikten wird von Pondy (1967) in fünf Phasen unterteilt. Diese fünf Phasen werden im Folgenden kurz erläutert. Wie in Abbildung 5.3 dargestellt, entsteht aufgrund von unterschiedlichen Faktoren zunächst nur das Potenzial für Konflikte. Diese latenten Konflikte werden erst in einer zweiten Phase wahrnehmbar, wenn die betroffenen Parteien damit beginnen, die Ursachen zu analysieren und sich darüber auszutauschen. Dieser Diskurs ist die erste wirklich als Konflikt bzw. als Streit zu bezeichnende Situation. In der dritten Phase ist mit verstärkt emotionalen Reaktionen der Betroffenen zu rechnen. Es bilden sich Gruppen entsprechend des jeweiligen Standpunktes im Konflikt und die Streitpunkte werden offen ausgetragen. Falls der Konflikt in dieser Phase nicht zu lösen ist, tritt er in die vierte Phase ein, den manifesten Konflikt.

Abb. 5.3:
Modell eines Konfliktablaufs in fünf Phasen. Quelle: Darstellung in Anlehnung an Pondy (1967) und Jones/Bouncken (2008).

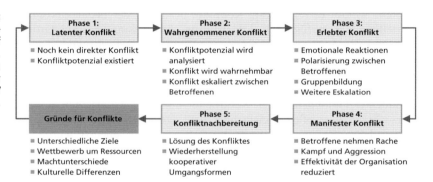

Der manifeste Konflikt kann in sehr unterschiedlichen Ausprägungen ablaufen. Typisch ist dabei, dass die beteiligten Parteien offen ihre Standpunkte oder Aggressionen gegenüber der gegnerischen Partei vertreten. Auch eine passive Form ist möglich, bei der durch passive Aggressionen die gegnerische Partei so frustriert werden soll, dass sie von ihren bisherigen Zielen abweicht. Insbesondere der manifeste Konflikt führt zu einer deutlichen Reduktion der organisationalen Effektivität, da die involvierten Individuen oder Gruppen versuchen, ihren jeweiligen Gegner zu bekämpfen und dabei die Leistungserstellung in den Hintergrund tritt. Letztlich wird sich ein Konflikt jedoch auflösen, im besten Falle durch die aktive Beseitigung der ursprünglichen Konfliktursache. Falls dies nicht geschieht, muss mit einem erneuten Auftreten der Auseinandersetzung gerechnet werden. Es muss dabei beachtet werden, dass die Konfliktnachbereitung nicht vernachlässigt wird. Es gilt eine kooperative Arbeitsatmosphäre herzustellen, um wieder die volle Leistungsfähigkeit der Organisation herzustellen.

Welche Konfliktarten sind in Organisationen relevant?

Organisationale Konflikte können in Aufgaben- und Beziehungskonflikte unterteilt werden (Simons/Peterson 2000, Dickie/Soldan 2008, S. 94). Aufgabenbezogene Konflikte sind in unterschiedlichen Meinungen, Vorstellungen oder Zielen bezüglich der Leistungserstellung begründet. Diese Konfliktarten können einerseits den Arbeitsprozess verzögern, andererseits können sie auch zu einer verbesserten Entscheidungsfindung beitragen. Beziehungskonflikte hingegen sind in der persönlichen Wahrnehmung von anderen Mitarbeitern begründet. Die Auswirkungen können schwerwiegender sein als bei aufgabenbezogenen Konflikten, und sie sind schwerer zu lösen. Bei Beziehungskonflikten ist damit zu rechnen, dass sich bspw. die Informationsweitergabe und die Arbeitszufriedenheit verschlechtern.

Abschließend sei darauf hingewiesen, dass das Wort »Konflikt« fast ausschließlich mit negativen Gefühlen in Verbindung gebracht wird, die Auswirkungen von Konflikten auf die Leistungsfähigkeit einer Organisation jedoch kritisch zu betrachten sind. Studien belegen, dass auch die Auswirkungen von Konflikten vom Arbeits- und Gruppenkontext abhängig sind. So ist es durchaus möglich, dass Konflikte die Leistungsfähigkeit steigern (Jehn 1995). Als Beispiel hierfür kann eine Konsultation zwischen verschiedenen Fachärzten herangezogen werden, die ihre unterschiedlichen Meinungen in einem Konflikt diskutieren und dadurch ein besseres Verständnis der letztlich anzuwendenden Behandlungsmethode erlangen.

Gruppenbildung

Bei dem Zusammentreffen von vielfältigen Menschen in einer Organisation kommt es oftmals zu einer Bildung von kleineren Gruppen. Diese Gruppen zeichnen sich dadurch aus, dass sie über gemeinsame und geteilte Merkmalsausprägungen verfügen und so innerhalb der Diversität ein Stück Homogenität schaffen. Die Gruppenbildung kann dabei anhand einer gemeinsamen Nationalität, Sprache, Ausbildung oder z. B. der Berufsgruppe erfolgen. Beobachten lässt sich dieses Verhalten oftmals an der Zusammensetzung der Gruppen, die sich zum Mittagessen zusammenfinden, da diese Pause Freizeit repräsentiert und somit nicht mit beruflichen Anforderungen verbunden ist. Dieses Phänomen der Gruppenbildung wird in der wissenschaftlichen Forschung im Rahmen der Sozialen Identitätstheorie seit längerer Zeit untersucht. Wie der Name bereits andeutet, ist der Ausgangspunkt der Sozialen Identitätstheorie die Annahme, dass Menschen Andere in soziale Kategorien bzw. soziale Gruppen einordnen und sich selbst mit der eigenen Gruppe oder Kategorie identifizieren. Diese oftmals bereits unterbewusst einsetzenden Kategorisierungsprozesse führen zu einer Unterscheidung zwischen der eigenen und der anderen, fremden Gruppen.

Auf Basis welcher Merkmale können sich Gruppen bilden?

Die soziale Kategorisierung bzw. Gruppenbildung dient zwei wesentlichen Funktionen (Ashforth/Mael 1989, S. 20 f.). Zunächst bietet sie Menschen ein Rahmenkonzept, um ihre Mitmenschen in kurzer Zeit klassifizieren und einer Gruppe zuordnen zu können. Ohne bewusste Anstrengungen zu unternehmen, kann das soziale Umfeld schnell klassifiziert werden. Die zweite

Weshalb kategorisieren Menschen ihr Umfeld in Gruppen?

83

wesentliche Funktion ist die Bestimmung der eigenen Position in einem sozialen Gefüge. Ebenso wie das Umfeld klassifiziert wird, kann die eigene Zugehörigkeit zu einer Gruppe bestimmt werden. Die zugrunde liegende Annahme der sozialen Kategorisierung lässt sich anhand von wenigen Schritten verdeutlichen (Williams/O'Reilly 1998, S. 83 ff.). Zunächst ist davon auszugehen, dass Menschen versuchen, ein möglichst hohes Selbstwertgefühl zu erreichen und aufrecht zu erhalten. Dies gelingt durch den Vergleich der eigenen Position mit der Position anderer im sozialen Kontext, durch die Bildung von sozialen Kategorien und die Identifikation der eigenen Position im sozialen Gefüge. Indem eine Gruppe geschaffen wird mit Personen, die dem eigenen Selbstwahrnehmung entsprechen, können die eigenen Persönlichkeitsattribute und somit das Selbstwertgefühl mit positiven Emotionen bewertet werden.

Welche Folgen hat die Gruppenbildung?

Während die Bildung einer sozialen Gruppe einem Individuum die Möglichkeit zur sozialen Positionierung und zur Steigerung des Selbstwertgefühls bietet, birgt diese Gruppenbildung in einem Krankenhaus sowie in anderen Organisationen ein erhebliches Risikopotenzial. Um mit der eigenen sozialen Gruppe verbundene Wertvorstellung zu steigern, kann eine Abwertung der übrigen sozialen Gruppen erfolgen. Die Mitglieder einer Gruppe betonen, warum die Mitgliedschaft mit der eigenen Gruppe positiv zu bewerten ist und warum die eigene Gruppe einer anderen Gruppe gegenüber vorzuziehen ist. So kann eine Situation entstehen, in der andere Gruppen als weniger glaubwürdig, weniger vertrauensvoll oder weniger kooperationsbereit wahrgenommen werden und sich die verschiedenen Gruppen letztlich gegeneinander stellen (Williams/O'Reilly 1998, S. 83 ff.). So kann offensichtlich eine Selbstzuordnung zur Gruppe des Pflegedienstes oder bspw. zur Gruppe des ärztlichen Dienstes erfolgen. Eine zunehmende Diversität kann allerdings zu der Bildung von vielschichtigeren Untergruppen führen, bspw. auf der Basis von gemeinsamen Attributen wie Nationalität, Sprache, Religion oder gemeinsamen Erfahrungen. Jede dieser potenziellen Gruppen verfolgt wiederum theoretisch das Ziel, das Selbstwertgefühl der Mitglieder zu steigern, was durch das Aufwerten der eigenen und das Abwerten anderer Gruppen erreicht werden kann. Die praktischen Auswirkungen dieses Phänomens können sich über geminderte Kommunikations- und Kooperationsbereitschaft, der Bildung von Vorurteilen, dem offenen Austragen von Konflikten bis hin zur Diskriminierung von anderen Gruppen erstrecken.

Diskriminierung

Weshalb ist das Management von Diversität ein Balanceakt?

Der effektive Umgang mit Diversität ist ein Balanceakt. Einerseits wird gefordert, die individuellen Merkmale, Bedürfnisse und Vorstellungen von unterschiedlichen Mitarbeitern in einer Organisation zu berücksichtigen, andererseits existiert ein allgemeines Gleichbehandlungsgesetz, welches eine nachteilige Ungleichbehandlung aufgrund von Rasse, ethnischer Herkunft, Geschlecht, Religion, Weltanschauung, Behinderung, Alter oder sexueller Identität zu verhindern sucht. Diskriminierung beschreibt Handlungsweisen, die diesem Grundsatz der Gleichbehandlung widersprechen. Dabei kann zwischen der unmittelbaren und der mittelbaren Diskriminierung unterschieden werden. Bei der unmittelbaren Diskriminierung werden direkt nachteilig beeinflussende Handlungsweisen aus den genannten Gründen ausgeführt, bei der mittelbaren Diskriminierung werden Andere zum nachteiligen Umgang mit bspw. Personen einer anderen Herkunft angewiesen (Bröckermann 2007, S. 15, Dickie/Soldan 2008, S. 61). Wie die im Gleichbehandlungsgesetz genannten Gründe bereits andeuten, existiert eine Vielzahl an Formen der Diskriminierung.

Besonders Organisationen mit Mitarbeitern, die sich hinsichtlich sehr vieler Persönlichkeitsmerkmale unterscheiden, bieten viele Ansatzpunkte für eine Diskriminierung. Als Ursprung für diskriminierende Handlungsweisen können Vorurteile benannt werden, die als generalisierte und vorgefasste, dabei oftmals übersteigerte Meinungen oder als Urteil auf Basis von Erfahrungen oder Berichten verstanden werden können (Dickie/Soldan 2008, S. 57 ff.). Die Bildung von Vorurteilen basiert folglich auf der Wahrnehmung von spezifischen Merkmalen oder Charaktereigenschaften einzelner Personen, die auf eine ganze soziale Kategorie oder Gruppe übertragen werden. Wie die Definition von Vorurteilen bereits zeigt, müssen die ausgewählten Merkmale oder Charaktereigenschaften nicht selbst wahrgenommen werden, es reichen bereits die vorgefertigten Meinungen aus dem eigenen sozialen Umfeld, um eigene Vorurteile zu entwickeln.

Was sind Vorurteile?

Während bereits die Existenz von Vorurteilen negative Auswirkungen auf den organisationalen Leistungserstellungsprozess haben können, kann eine offene Manifestation der existierenden Vorurteile in den Interaktionen der Mitarbeiter als Diskriminierung bezeichnet werden. Unter Diskriminierung wird zunächst ein Verhalten verstanden, bei dem Individuen oder ganzen sozialen Gruppen eine Gleichbehandlung verweigert wird. Diskriminierung umfasst dabei jegliches Verhalten, das auf der Unterscheidung natürlich oder sozialer Kategorien beruht und keine Beziehung zur individuellen Leistungsfähigkeit oder dem Verhalten der Individuen aufweist (Mummendey/ Kessler/Otten 2009, S. 48 ff.). Verschiedene Beispiele aus der Geschichte können dies verdeutlichen. So kann von Diskriminierung gesprochen werden, wenn Menschen aufgrund des Geschlechts oder der Hautfarbe das Wahlrecht verweigert wird, oder wenn Individuen in Unternehmen der Zugang zu bestimmten Berufsgruppen aufgrund ihrer Religion verweigert wird. Diskriminierung erfolgt allerdings nicht nur intraorganisational, sondern auch zwischen Unternehmen und Kunden bzw. zwischen Krankenhausmitarbeitern und Patienten. Ein Beispiel hierfür wäre, dass Patienten sich gegen eine Behandlung durch einen Arzt oder eine Pflegekraft aufgrund persönlicher Merkmale wie Religion, Geschlecht oder Ethnie wehren.

Wie entsteht Diskriminierung aus Vorurteilen?

Diskriminierung kann so letztlich verschiedenste Auswirkungen in der Organisation haben. Dem Beispiel von Milliken und Martins (1996, S. 418) folgend bietet es sich an, zwischen kurz- und langfristigen Konsequenzen zu unterscheiden. So ist anzunehmen, dass kurzfristig bei den Mitarbeitern »nur« die Zufriedenheit und Motivation abnimmt. Langfristig kann Diskriminierung allerdings zu einer immensen psychischen und physischen Belastung werden mit Beschwerden wie Traurigkeit, Depressionen, Angst und Feindseligkeit als Wehrmechanismus (Ziegler/Beelman 2009, S. 365 ff.). Es ist davon auszugehen, dass Mitarbeiter, die unter Diskriminierung leiden, versuchen werden, die Organisation zu verlassen. Abschließend sei vermerkt, dass das Auftreten von Diskriminierung keine negative Auswirkung der Diversität selbst ist, sondern das Ergebnis eines vernachlässigten Diversitätsmanagements (Dickie/Soldan 2008, S. 46 ff.).

Ergebnis

Was sind die Risiken der Diversität?

Neben den dargestellten potenziell negativen Auswirkungen der Diversität für die individuellen Mitarbeiter erwächst daraus letztlich ein Risiko für das gesamte Krankenhaus. Wie das grundsätzliche Modell zur Wirkung von Diversität (▶ Abb. 5.1) zeigt, sind die aufgeführten negativen Konsequenzen als Vermittler zwischen der Diversität und einem Ergebnis zu sehen. Falls die negativen Auswirkungen der Diversität sehr stark auftreten, ist damit zu rechnen, dass auch Ergebnisse wie die Leistungsfähigkeit des Krankenhauses, die Zufriedenheit der Mitarbeiter oder bspw. die Qualität der Behandlung darunter leiden. Als Risiko darf hier allerdings nicht die Vielfalt der Mitarbeiter betrachtet werden, die per se nicht negativ bewertet werden kann. Das Risiko einer negativen Auswirkung entsteht erst, wenn Mitarbeiter unvorbereitet interagieren und kommunizieren. Hier besteht die Gefahr, dass Unterschiede auf Basis der Ausbildung oder bspw. der Kultur missverstanden werden. Das Potenzial negativer Auswirkungen von Diversität kann letztlich durch ein funktionierendes Diversitätsmanagement reduziert werden (Dickie/Soldan 2008, S. 46).

Aus unternehmerischer Sicht ist besonders die Effizienz und Effektivität des Krankenhauses von großer Bedeutung. Somit rückt auch die Frage nach der Wirkung der Diversität auf den unternehmerischen Erfolg regelmäßig in den Fokus der Forschung. Wie bereits dargestellt wurde, ist die Wirkung der Diversität auf die Leistungsfähigkeit nicht schlüssig ohne die Ergänzung vermittelnder Faktoren zu erklären. Geht man von den dargestellten Risiken der Diversität aus, der verschlechterten Kommunikation, der Entstehung von Konflikten, der Gruppenbildung und der Diskriminierung, kann auch von einem negativen Einfluss auf die Leistungsfähigkeit der Organisation ausgegangen werden. Insbesondere in den gegenwärtigen Zeiten des demografischen Wandels und des zunehmenden Fachkräftemangels muss als »Ergebnis« neben der Leistungsfähigkeit auch die Zufriedenheit sowie die Kündigungsabsicht der Mitarbeiter aufgenommen werden (Stahl et al. 2010). Das Ziel, ein möglichst effizientes Krankenhaus zu betreiben rückt in den Hintergrund, wenn die grundsätzliche Leistungsbereitschaft mangels ausreichend qualifizierten Personals gefährdet ist. Die dargestellten potenziellen negativen Auswirkungen der Diversität wie die abnehmende Kommunikationseffizienz, die steigende Anzahl an Konflikten, die Gruppenbildung sowie die Gefahr der Diskriminierung sprechen jedoch deutlich für eine zunehmende Absicht der Betroffenen, die Arbeitsstelle zu wechseln. Die Implementierung eines funktionsfähigen Diversitätsmanagements kann diesem Ergebnis entgegenwirken.

Literatur

Ashforth BE, Mael F (1989) Social Identity Theory and the Organization. The Academy of Management Review, Vol. 14, No. 1, pp. 20–39.

Bröckermann R (2007) Personalwirtschaft: Lehr- und Übungsbuch für Human Resource Management, 4. Aufl., Schäffer/Poeschel, Stuttgart.

Broszinsky-Schwabe E (2011) Interkulturelle Kommunikation, Missverständnisse – Verständigung, 1. Aufl., Springerverlag, Wiesbaden.

Cox TH (1993) Cultural Diversity in Organizations: Theory, Research and Practice, Berrett-Koehler, San Francisco.

Davidhizar R, Dowd S (1999) Managing diversity in the health care workplace, Health Care Supervisor, Vol. 17, No. 3, pp. 51–62.

Dickie C, Soldan Z (2008) Diversity Management, Tilde University Press, Prahran.

Earley PC, Mosakowski E (2000) Creating Hybrid Team Cultures: An Empirical Test of Transnational Team Functioning, Academy of Management Journal, Vol. 43, No. 1, pp. 26–49.

Gonzalez JA, DeNisi AS (2009) Cross-level effects of demography and diversity climate on organizational attachment and firm effectiveness, Journal of Organizational Behavior, Vol. 30, No. 1, pp. 21–40.

Gudykunst WB, Nishida T (2001) Anxiety, uncertainty, and perceived effectiveness of communication across relationships and cultures. International Journal of Intercultural Relations, Vol. 25, No. 1, pp. 55–71.

Hall ET (1976) Beyond Culture, 1st ed., Anchor Press, New York.

Heringer HJ (2010) Interkulturelle Kommunikation, 3. Aufl., Narr Francke Attempto, Stuttgart.

Jehn KA (1995) A Multimethod Examination of the Benefits and Detriments of Intragroup Conflict, Administrative Science Quarterly, Vol. 40, No. 2, pp. 256–282.

Jones GR, Bouncken RB (2008) Organisation. Theorie, Design und Wandel, 5. akt. Aufl., Pearson, München.

Milliken FJ, Martins LL (1996) Searching for Common Threads: Understanding the Multiple Effects of Diversity in Organizational Groups. Academy of Management Review, Vol. 21, No. 2, pp. 402–433.

Mummendey A, Kessler T, Otten S (2009) Sozialpsychologische Determinanten – Gruppenzugehörigkeit und soziale Kategorisierung, in Beelmann A, Jones KJ (Hrsg.) Diskriminierung und Toleranz. Psychologische Grundlagen und Anwendungsperspektiven, 1. Aufl., GWV Fachverlag, Wiesbaden, S. 43–60.

Pondy LR (1967) Organizational Conflict – Concepts and Models, Administrative Science Quarterly, Vol. 12, No. 2, pp. 296–320.

Richard OC (2000) Racial Diversity, Business Strategy, and Firm Performance: A Resource-Based View. The Academy of Management Journal, Vol. 43, No. 2, pp. 164–177.

Simons TL, Peterson RS, (2000) Task conflict and relationship conflict in top management teams: the pivotal role of intragroup trust. Journal of Applied Psychology, Vol. 85, No. 1, pp. 102–111.

Stahl GK, Maznevski ML, Voight A, Jonsen K (2010) Unraveling the Effects of Cultural Diversity in Teams: A Meta-analysis of Research on Multicultural Work Groups, Journal of International Business Studies, Vol. 41, No. 4, pp. 690–709.

Thomas D, Ely R (1996) Making Differences Matter: A New Paradigm for Managing Diversity. Harvard Business Review, Vol. 74, No. 5, pp. 79–90.

Watzlawick P, Bavelas JB, Jackson DD (1974) Menschliche Kommunikation. Formen, Störungen, Paradoxien, 4. Aufl., Huber, Bern.

Weech-Maldonado R, Al-Amin M, Nishimi RY, Salam F (2011) Enhancing the cultural competency of health care organizations. Advances in health care management, Vol. 10, pp. 43–67.

Williams KY, O'Reilly CA (1998) Demography and diversity in organizations: A review of 40 years of research. Research in Organizational Behavior, Vol. 20, pp. 77–140.

Wilson E, Chen AH, Grumbach K, Wang F, Fernandez A (2005) Effects of Limited English Proficiency and Physician Language on Health Care Comprehension. Journal of General Internal Medicine, Vol. 20, No. 9, pp. 800–806

Ziegler P, Beelman A (2009) Diskriminierung und Gesundheit, in Beelmann A, Jones KJ (Hrsg.) Diskriminierung und Toleranz. Psychologische Grundlagen und Anwendungsperspektiven, 1. Aufl., GWV Fachverlag, Wiesbaden, S. 357–378.

5.3   Die Chancen der Diversität

Weshalb sind die Risiken der Diversität bekannter als die Chancen?

Während die Risiken der Diversität offensichtlich, leicht zu erkennen und weitläufig in der einen oder anderen Form bekannt sind, wird den Chancen der Diversität noch zu wenig Aufmerksamkeit gewidmet. Dieser Umstand ist sicherlich der Natur der Diversität geschuldet. Unterschiede bezüglich Aussehen oder bspw. Sprache sind sehr leicht zu identifizieren. Folglich fällt es auch nicht schwer, Missverständnisse, Konflikte oder die dargestellte Gruppenbildung auf diese wahrnehmbaren Merkmale von Personen zurückzuführen. Die Vielfalt der Mitarbeiter als Quelle positiver Auswirkungen zu benennen ist ungleich schwerer. Wissenschaftlich konnten bereits einige wesentliche Chancen der Diversität identifiziert werden. Dieses Wissen in die Praxis zu übertragen fällt jedoch schwer. Wie bereits bei den Risiken der Diversität dargestellt wurde, existieren zu den Auswirkungen der Diversität auf die Leistungsfähigkeit einer Organisation gegenläufige Strömungen in der Literatur. Um die positiven Effekte der Mitarbeitervielfalt benennen zu können, ist die Verwendung eines Modells mit Mediatoren wieder sehr hilfreich. Nachfolgend werden deshalb einige wesentliche Vermittler dargestellt, die einerseits die Chancen der Diversität und andererseits den positiven Zusammenhang zwischen Diversität und der Leistungsfähigkeit erklären können.

Kreativität

Wie kann Diversität die Kreativität steigern?

Eine der meistbenannten Chancen, die mit einer steigenden Diversität einhergehen, ist die Zunahme der Kreativität bzw. des innovativen Arbeitsverhaltens. Kreativität beruht in einer organisationalen Umgebung auf der Berücksichtigung möglichst vieler unterschiedlicher Alternativen und

Kriterien zur Bewertung dieser Alternativen, um eine Lösung für ein Problem zu entwickeln, wobei diese Alternativen kein Bestandteil des ursprünglichen Lösungsansatzes sind. Kreativität ist folglich dadurch gekennzeichnet, dass von bisherigen Lösungsmustern abgewichen wird und neue Ansätze aus bereits existierenden Komponenten geschaffen werden (Stahl et al. 2010; O'Reilly/Williams/Barsade 1998, Paulus/Yang 2000). Um kreative Ideen entwickeln zu können bzw. kreative Arbeitsprozesse zu entwickeln, bietet die Erhöhung der Diversität die Chance, mehr rekombinierbare Alternativen zugänglich zu machen. Je größer und unterschiedlicher der Erfahrungsschatz der einzelnen Mitarbeiter, desto mehr Alternativen stehen für eine Rekombination zur Verfügung.

Kreativität dient dabei keinem Selbstzweck, die Kreativität und das kreative Arbeitsverhalten sind ein wesentlicher Bestandteil für die Weiterentwicklung organisationaler Strukturen, von Arbeitsprozessen, Dienstleistungen und Produkten. Kreativität ist letztlich der zündende Funke bei der Entstehung von Innovationen. Kanter (1988) folgend kann der Innovationsprozess in drei Phasen unterteilt werden. Am Anfang der meisten Innovationen steht dabei die Erkenntnis, dass ein Problem existiert. Dieses Problem kann sich durch Unzufriedenheit mit einer gegenwärtigen Vorgehensweise oder der mangelhaften Leistung eines aktuellen Produktes äußern. Im nächsten Schritt gilt es folglich Ideen zu entwickeln, um das erkannte Problem erfolgreich zu lösen. In der zweiten Phase müssen das erkannte Problem und die dafür entwickelten Lösungsideen an weitere Mitglieder in der Organisation kommuniziert werden. In den meisten Fällen ist es einem einzelnen Organisationsmitglied aufgrund eines Mangels an Autorität und Ressourcen nicht möglich, Ideen im Alleingang zu verwirklichen. Es gilt, die eigene Idee einem kritischen Publikum in der eigenen Organisation zu präsentieren, um Zustimmung zu werben und die notwendigen Ressourcen akquirieren. In der dritten Phase des Innovationsprozesses wird erst ein Prototyp entwickelt und ggf. dem konkreten Einsatz zugeführt (Scott/Bruce 1994, Janssen 2000).

Zusammenfassend ist davon auszugehen, dass Diversität an zwei Punkten ansetzt, um die Kreativität und somit den Innovationsprozess zu verbessern. Zunächst ermöglicht der Rückgriff auf verschiedene Erfahrungen, Meinungen und Ansichten die Identifikation existierender Probleme. Anschließend bietet die Vielfalt, die Diversität der Mitarbeiter den entsprechenden Fundus an Alternativen, um einem Problem auf kreative Weise begegnen zu können.

Wie kann Diversität die Innovationskraft steigern?

Entscheidungsfindung/Problemlösung

Die dargestellte positive Wirkung von Diversität auf Kreativität kann in ähnlicher Weise auf die Qualität der Entscheidungsfindung und allgemeinen Problemlösung übertragen werden. Dabei wird wiederum angenommen, dass bei einer hohen Diversität Menschen oder Mitarbeiter aus verschiedenen Kulturen, Berufs- oder Altersgruppen an einem Arbeits-

Weshalb hat Diversität einen Einfluss auf Entscheidungen?

prozess teilhaben und jeweils ihre unterschiedlichen Erfahrungen, Meinungen und Ansichten in den Prozess einfließen lassen (Canney Davison/ Ekelund 2004; Cox 1991; Thatcher, Patel 2012). Insbesondere bei einmalig vorkommenden Arbeitsprozessen, für die noch keine Lösung oder optimierte Verfahrensweisen existieren, lässt sich dies verdeutlichen.

Wie beeinflusst Diversität die Qualität von Problemlösungen?

Es ist davon auszugehen, dass Menschen mit der gleichen Ausbildung, dem gleichen Hintergrund und den gleichen Meinungen und Erfahrungen bei einem Problem ähnliche oder gar gleiche Lösungsansätze entwickeln und einen schnellen Konsens über die beste Herangehensweise zur Lösung des Problems erreichen. Während dieser Umstand zwar auf der organisationalen Ebene als positiv zu bewerten ist, da Zeit und Ressourcen eingespart werden können, bleibt fraglich, ob sich die beteiligten Mitarbeiter in der Kürze der Zeit wirklich für den qualitativ höchstwertigen Lösungsansatz entschieden haben. Darüber hinaus ist es sogar fraglich, ob den beteiligten Mitarbeitern überhaupt die notwendige Vielfalt an Erfahrungen und Wissen zur Verfügung steht, um sich für den besten Lösungsansatz entscheiden zu können (Krishnan/Park 2005).

Die Chancen der Diversität bezüglich der Entscheidungsfindung bzw. der Problemlösung, die eine enge Verwandtschaft mit kreativem Agieren aufweist, formten in der wissenschaftlichen Literatur bereits ein Konzept zur Erklärung der Wirkungsbeziehungen und -richtungen von Diversität. Der Informations-Entscheidungsbasierte Ansatz (Williams/O'Reilly 1998; Hentschel et al. 2013) postuliert, dass Diversität als Ressource gesehen werden kann, die bei einem richtigen Einsatz eine positive Wirkung in der Organisation entfaltet.

Zufriedenheit

Weshalb sollte Diversität einen negativen Einfluss auf die Zufriedenheit haben?

Ein weiterer bereits angesprochener Erklärungsansatz für die Wirkungsentfaltung von Diversität in Krankenhäusern ist das Ähnlichkeits-/Anziehungsprinzip (Williams/O'Reilly 1998; Hentschel et al. 2013). Entsprechend der Aussagen der Sozialen Identitätstheorie (Ashforth/Mael 1989) wird in diesem Erklärungsansatz davon ausgegangen, dass eine Ähnlichkeit bezüglich ausgewählter Attribute wie z. B. dem beruflichen Hintergrund zwischen einzelnen Individuen eine soziale Anziehungskraft entfalten kann. Vereinfacht gesagt kann angenommen werden, dass sich Personen lieber mit ähnlichen Personen umgeben. In der wissenschaftlichen Literatur wird dem entsprechend die Schlussfolgerung gezogen, dass die Mitarbeiterzufriedenheit bei geringerer Diversität höher ist, da eine homogene Belegschaft letztlich mehr interne Anziehungskraft entwickeln kann.

Was ist allgemein unter Zufriedenheit zu verstehen?

Zufriedenheit kann dabei generell definiert werden als die Differenz zwischen der erwarteten Befriedigung der Bedürfnisse einer Person und dem Ausmaß der tatsächlichen Erfüllung dieser Bedürfnisse (Parasuraman/ Zeithaml/Berry 1988, S. 16). Anhand des Beispiels »Arbeitszeit« kann diese abstrakte Definition verdeutlicht werden. Ein Mitarbeiter, der erwartet,

90

eine Arbeitsleistung von acht Stunden pro Tag erbringen zu müssen, ist dann zufrieden, wenn seine Erwartungen und die Realität übereinstimmen. Unzufriedenheit herrscht dann, wenn er länger als erwartet arbeiten muss, wobei das Ausmaß der Unzufriedenheit auf die geforderten Arbeitsstunden zurückzuführen ist. Im Umkehrschluss ist anzunehmen, dass die Zufriedenheit sehr groß ist, wenn die zu erbringende Arbeitsleistung die Erwartungen unterschreitet.

Der dargestellte Ähnlichkeits-/Anziehungsgrundsatz liefert einen plausiblen Ansatz, um den Zusammenhang zwischen Mitarbeiterdiversität und -zufriedenheit zu erklären. Mitarbeiter setzen auch Erwartungen in soziale Beziehungen innerhalb der Organisation. So werden bestimmte und jeweils unterschiedliche Erwartungen in die Handlungsweisen, Reaktionen und das allgemeine Verhalten von Vorgesetzten, Kollegen und Untergebenen gesetzt. Sind sich Mitarbeiter bspw. bezüglich der Ausbildung und der Kultur sehr ähnlich, ist anzunehmen, dass auch deren Erwartungen relativ deckungsgleich sind. Innerhalb einer homogenen Belegschaft existiert folglich ein einheitliches Verständnis davon, wie sich der Einzelne zu verhalten hat. Dies bedeutet wiederum, dass die in die sozialen Beziehungen gesetzten Erwartungen erfüllt werden.

> Wie kann ein positiver Einfluss von Diversität auf Zufriedenheit erklärt werden?

Wird hingegen eine vielfältige, diverse Belegschaft an den Ausgangspunkt der Argumentation gesetzt, ist eine reduzierte Zufriedenheit der involvierten Mitarbeiter die logische Schlussfolgerung. Insbesondere in der kulturell vielfältigen Organisation kann unterstellt werden, dass eine ganze Bandbreite von Vorstellungen und somit Erwartungen bezüglich des »richtigen« Verhaltens besteht und dies in der tatsächlichen Interaktion zu einer Differenz zwischen dem erwarteten und dem tatsächlichen Ablauf einer Interaktion führt. So sollte die Mitarbeiterzufriedenheit mit steigender Diversität abnehmen. Empirische Ergebnisse zeigen jedoch, dass ein positiver Zusammenhang zwischen Diversität und der Zufriedenheit der Mitarbeiter besteht. Aufgrund des Ausmaßes und der Ergebnisse der Metastudie von Stahl et al. (2010) ist davon auszugehen, dass diese Ergebnisse Bestand haben und als repräsentativ angesehen werden können. Während diesbezüglich noch weiterer Forschungsbedarf besteht, kann aus der gebotenen Definition von Zufriedenheit eine Erklärung vorgenommen werden. Es ist anzunehmen, dass sich die Erwartungshaltung der Mitarbeiter an die veränderten sozialen Rahmenbedingungen anpasst und dadurch eine große Zufriedenheit erreicht werden kann.

Wissen und Lernen

Diversität bedeutet nicht nur eine Vielfalt an Persönlichkeiten in einer Organisation zu beschäftigen, sondern auch auf einen vielfältigen Ressourcenpool zurückgreifen zu können. Die Integration von verschiedenen Kulturen, Alters- und Berufsgruppen bedeutet folglich, dass auch das Wissen und die Erfahrungen dieser Mitarbeiter für die Leistungserstellung bzw. Behandlung verfügbar gemacht werden. Die Erweiterung der Wis-

> Weshalb kann Diversität eine »Wissensressource« sein?

sensbasis erfolgt spezifisch entsprechend der betrachteten Attribute der Diversität. Ein ausländischer Mitarbeiter bringt bspw. nationen- oder kulturspezifisches Wissen in die Organisation ein, ebenso wie ein Mitarbeiter mit Zusatz- oder Weiterbildung den Rückgriff auf fachspezifisches Wissen ermöglicht. Im Gegensatz zu einem durch Zeugnisse und Urkunden darstellbaren Fachwissen, ist die Messung und somit die Bewertung der Vorteilhaftigkeit von kultur-, alters- oder erfahrungsspezifischem Wissen schwer einheitlich auszudrücken. Gerade weil es schwer ist, dieses implizite Wissen vergleichbar zu machen und dessen Wert für bzw. die Nachfrage nach diesem Wissen in der Organisation zu ermitteln, wird es meistens vernachlässigt.

Dabei ist kritisch zu vermerken, dass eine nachhaltige Nutzung des vorhandenen Wissens die Bereitschaft der Mitarbeiter zu lernen voraussetzt. Wenn allerdings die negativen Auswirkungen der Diversität im Sinne einer verschlechterten Kommunikation, der Bildung von konkurrierenden Subgruppen und der Häufung von Konflikten ihre volle Wirkung entfalten, kann auch kein effektiver Wissenstransfer und somit kein Lernen erfolgen (Cur eu 2013). Die Aufgabe des Managements ist es folglich, den Austausch zwischen Mitarbeitern zu ermöglichen, zu vereinfachen und zu verbessern, um das durch Diversität gewonnene Wissen der Organisation zuzuführen, in die vorhandene Wissensbasis zu integrieren und damit letztlich die Leistungserstellung bzw. die Behandlungsprozesse zu verbessern.

Ergebnis

Welche Chancen kann Diversität einer Organisation bieten?

Nur ein geringer Teil der gegenwärtig verfügbaren Informationen und Erkenntnisse zu den Herausforderungen und Chancen der Diversität in Krankenhäusern wurde tatsächlich in Krankenhäusern erforscht. Folglich sind auch nur begrenzte Informationen dazu verfügbar, wobei oftmals den branchenspezifisch wichtigen Faktoren keine Beachtung geschenkt wird. Zusätzlich ist festzuhalten, dass sich die in Krankenhäusern erbrachten Dienstleistungen oftmals einer konkreten Bewertung entziehen und somit schwer vergleichbar sind. Die bereits existierende Diskussion über das eigentliche Ergebnis der Krankenhausleistung, die Messung der Qualität und den Einfluss von Patienten im Behandlungsprozess soll an dieser Stelle jedoch nicht weiter verfolgt werden (Reuschl/Bouncken 2013) Es sei allerdings vermerkt, dass die bisher betrachteten Kennzahlen Effizienz, Effektivität und Produktivität nicht für eine umfassende Beurteilung der tatsächlichen Leistungsfähigkeit von Krankenhäusern ausreichen.

Im Diskurs über die Auswirkungen der Diversität auf die Leistung von Krankenhäusern müssen aber auch diese Kennzahlen Berücksichtigung finden. Wie in diesem Abschnitt bereits beschrieben wurde, existiert hierfür allerdings keine allgemeingültige Regel. Falls die bekannten negativen Wirkungen ihre volle Kraft entfalten und ein Krankenhaus mit Problemen bei der Kommunikation und dem häufigen Auftreten von Konflikten zwischen sich bildenden Subgruppen zu kämpfen hat, ist nachvollziehbar, dass Diversität auch letztlich keine positive Gesamtwirkung haben kann. Gelingt es den beteiligten Mitarbeitern sowie den zuständigen Führungskräften jedoch, ein Klima der Inklusion zu schaffen, in dem die Unterschiede zwischen den Mitarbeitern und dadurch die Diversität erkannt, berücksichtigt und zielgerichtet eingesetzt wird, ist auch eine leistungssteigernde Wirkung durch Diversität anzunehmen. In diesem organisationalen Zustand können Mitarbeiter kreative Ideen unter Berücksichtigung der individuellen Erfahrungen und Kenntnisse entwickeln, die Lernprozesse durch Wissensaustausch verbessern, fundierte Entscheidungen treffen und so letztlich zu einem optimalen Arbeitsprozess und einem qualitativ hochwertigen Behandlungserfolg beitragen.

Auch der Einfluss von Diversität auf die behandelten Patienten wurde bereits partiell untersucht. Studien zeigten, dass auch Patienten dazu neigen, sich einer Behandlung besser zu öffnen, wenn sie sich selbst mit dem behandelnden Arzt oder der zuständigen Pflegekraft identifizieren können (Skaggs/Kmec 2012). Diversität wird somit zu einer wertvollen Ressource bei der Behandlung von ausländischen oder Patienten mit Migrationshintergrund. Die wichtigste Implikation für das Krankenhausmanagement ist es, die Chancen der Diversität zu ergreifen, den Herausforderungen adäquat zu begegnen und dadurch eine positive Bilanz der Auswirkungen von Diversität zu erreichen.

Literatur

Ashforth B. E., Mael F. (1989) Social Identity Theory and the Organization. The Academy of Management Review, Vol. 14, No. 1, pp. 20–39.

Canney Davison S., Ekelund B. Z. (2004) Effective team processes for global teams, In: Lane H. W., Maznevski M. L., Mendenhall M. E., McNett J. (eds.) The Blackwell handbook of global management: a guide to managing complexity, Blackwell, Oxford, pp. 227–249.

Cox T. H. (1991) The Multicultural Organization, Academy of Management Executive, Vol. 5, No. 2, pp. 34–47.

Cur eu P. L. (2013) Demographic diversity, communication and learning behaviour in healthcare groups. The International Journal of Health Planning and Management, Vol. 28, No. 3, pp. 238–247.

Hentschel T., Shemla M., Wegge J., Kearney E. (2013) Perceived Diversity and Team Functioning: The Role of Diversity Beliefs and Affect. Small Group Research, Vol. 44, No. 1, pp. 33–61.

Janssen O. (2000) Job demands, perceptions of effort-reward fairness and innovative work behaviour, Journal of Occupational and Organizational Psychology, Vol. 73, pp. No. 3, 287–302.

Kanter R. (1988) When a thousand flowers bloom: Structural, collective, and social conditions for innovation in organizations. Research in organizational behavior, Vol. 10, pp. 169–211.

Krishnan H. A., Park D. (2005) A few good women: On top management teams, Journal of Business Research, Vol. 58 No. 12, pp. 1712–1720.

O'Reilly C. A., Williams K. Y., Barsade S. (1998) Group demography and innovation: Does diversity help? Stanford University, Research Paper No. 1426, pp. 1–40.

Parasuraman A., Zeithaml V. A., Berry L. L. (1988) SERVQUAL: A Multiple-Item Scale for Measuring Consumer Perceptions of Service Quality, Journal of Retailing, Vol. 64, No. 1, pp. 12–40.

Paulus P. B., Yang H.-C. (2000) Idea Generation in Groups: A Basis for Creativity in Organizations. Organizational Behavior and Human Decision Processes, Vol. 82, No. 1, pp. 76–87.

Reuschl A. J., Bouncken R. B. (2013) Methoden und Konzepte zur Produktivitätsermittlung in Krankenhäusern auf dem Prüfstand, in: Bouncken R. B., Pfannstiel M. A., Reuschl A. J. (Hrsg.) Dienstleistungsmanagement im Krankenhaus I., Springer Gabler Verlag, Wiesbaden. S. 175–195.

Scott S., Bruce R. (1994) Determinants of innovative behavior: A path model of individual innovation in the workplace, Academy of Management Journal, Vol. 37, No. 3, pp. 580–607.

Skaggs S. L., Kmec J. A. (2012) Checking the Pulse of Diversity among Health Care Professionals. The ANNALS of the American Academy of Political and Social Science, Vol. 639, No. 1, pp. 236–257.

Stahl G. K., Maznevski M. L., Voight A., Jonsen K. (2010) Unraveling the Effects of Cultural Diversity in Teams: A Meta-analysis of Research on Multicultural Work Groups, Journal of International Business Studies, Vol. 41, No. 4, pp. 690–709.

Thatcher S. M. B., Patel P. C. (2012) Group Faultlines. Journal of Management, Vol. 38, No. 4, pp. 969–1009.

Williams K. Y., O'Reilly C. A. (1998) Demography and diversity in organizations: A review of 40 years of research. Research in Organizational Behavior, Vol. 20, pp. 77–140.

5.4 Leitfragen

Leitfragen Teil A

- Welche Rolle spielt das Verständnis eines Unternehmens für die Wahrnehmung von Diversität?
- Wie verändert das Verständnis eines Unternehmens die Wahrnehmung von Diversität?
- Wie können die Auswirkungen von Diversität strukturiert werden?
- Wie kann die Wirkungsentfaltung von Diversität erklärt werden?
- Was sind Mediatoren und Moderatoren?
- Wie kann die langfristige Wirkung von Diversität erklärt werden?

Leitfragen Teil B

- Weshalb gibt es keine eindeutigen Ergebnisse zur Wirkung von Diversität?
- Wie beeinflusst Diversität die Kommunikation?
- Welche Grundsätze der Kommunikation sind für die Diversität relevant?
- Wie kann es zu Störungen in der Kommunikation kommen?
- Welche Gründe können zu Konflikten führen?

- Welche Phasen hat ein Konflikt?
- Welche Konfliktarten sind in Organisationen relevant?
- Auf Basis welcher Merkmale können sich Gruppen bilden?
- Weshalb kategorisieren Menschen ihr Umfeld in Gruppen?
- Welche Folgen hat die Gruppenbildung?
- Weshalb ist das Management von Diversität ein Balanceakt?
- Was sind Vorurteile?
- Wie entsteht Diskriminierung aus Vorurteilen?
- Was sind die Risiken der Diversität?

Leitfragen Teil C

- Weshalb sind die Risiken der Diversität bekannter als die Chancen?
- Wie kann Diversität die Kreativität steigern?
- Wie kann Diversität die Innovationskraft steigern?
- Weshalb hat Diversität einen Einfluss auf Entscheidungen?
- Wie beeinflusst Diversität die Qualität von Problemlösungen?
- Weshalb sollte Diversität einen negativen Einfluss auf die Zufriedenheit haben?
- Was ist allgemein unter Zufriedenheit zu verstehen?
- Wie kann ein positiver Einfluss von Diversität auf Zufriedenheit erklärt werden?
- Weshalb kann Diversität eine »Wissensressource« sein?
- Welche Chancen kann Diversität einer Organisation bieten?

6 Gestalten & Entwickeln

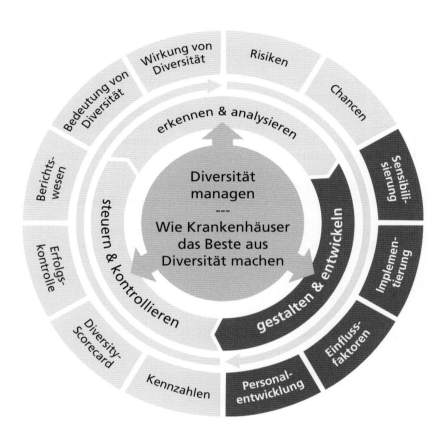

6.1 Aktives Diversitätsmanagement

Die aktive Gestaltung von Diversität kann in zwei Perspektiven unterteilt werden: die Mitarbeiterperspektive und die Unternehmensperspektive. Gemeinsam ist beiden Perspektiven, dass die Implementierung aktiv von den Führungskräften im Krankenhaus getragen werden kann. Führungskräfte müssen Zuversicht vermitteln und auch bei schwierigen Rahmenbedingungen optimistisch bleiben. Zur Gestaltung der Diversität wird ihnen Macht verliehen, um Ziele zu formulieren und für Dynamik bei den Prozessabläufen zu sorgen. Beim aktiven Diversitätsmanagement geben Führungskräfte Rückmeldung und greifen steuernd in die Prozesse ein. Sie sind verantwortlich für den Ressourceneinsatz und die Erfolgskontrolle.

Wie ist aktives Diversitätsmanagement definiert?

Ziel eines Krankenhauses ist es, Diversitätsmanagement am richtigen Ort, zur richtigen Zeit, in der richtigen Reihenfolge, mit dem richtigen Ergebnis, der höchsten Kosteneffizienz und unter Beachtung von Patienten zu implementieren. Diese Zielsetzungen können tiefgreifende Veränderungen hervorrufen. Ziele zum Diversitätsmanagement auf normativer Ebene sind z. B. das Leitbild, die Identifikation von kritischen Diversitätsfeldern, die rechtlichen Strukturen und Auswirkungen auf die Diversität im Krankenhaus und die Unterstützung und Förderung des Diversitätsmanagements als Teilgebiet der Krankenhauskultur (Watrinet 2010, S. 93). Auf strategischer Ebene sind von Bedeutung: die Orientierung an Zielen des Diversitätsmanagements, die problemorientierte Identifizierung von Bedürfnissen zum Diversitätsmanagement und der Aufbau von Kernkompetenzen im Bereich des Diversitätsmanagements. Die operative Ebene beschäftigt sich mit der Steuerung von Diversitätsmanagement, der Bereitstellung von Informationen und der Durchführung von Maßnahmen/Projekten zum Diversitätsmanagement.

Welche Zielsetzungen bei der Implementierung von Diversitätsmanagement gibt es?

Gestaltungsebenen   Gestaltungsperspektiven   Ziel

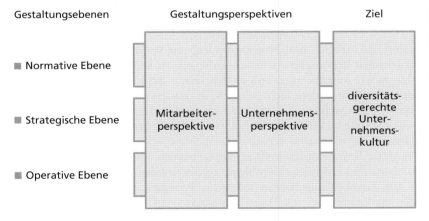

■ Normative Ebene

■ Strategische Ebene

■ Operative Ebene

Mitarbeiterperspektive | Unternehmensperspektive | diversitätsgerechte Unternehmenskultur

Abb. 6.1: Gestaltung der Diversität im Krankenhaus Quelle: Darstellung in Anlehnung an Watrinet (2008).

Es gibt eine Vielzahl von Barrieren die die Implementierung von Diversitätsmanagement behindern. Zu den strukturellen Barrieren zählen z. B. unflexible Krankenhausstrukturen, eine fragmentierte Krankenhausorganisation, funktionelle Einheiten, die nur begrenzt veränderbar sind, Kapazitätsengpässe und Informationslücken durch Umstrukturierungen. Die kulturellen Barrieren werden durch Misstrauen, Verständnisprobleme, Zurückhaltung oder Widerwillen der Mitarbeiter und durch Intransparenz der Arbeitsumgebung hervorgerufen. Barrieren, die durch das Krankenhauspersonal verursacht werden, sind z. B.: Widerstand gegen Neuerungen, zu starke Auslastung der Mitarbeiter, keine Disziplin bei der Durchführung und Veränderung von Projekten, Mangel an Motivation und Kommunikation, Informationstransfer zu neuem Personal verläuft nicht geradlinig, keine Wissensaufnahme und damit Wissensvermittlung an alteingesessenes Personal und ständiger Wechsel von Krankenhauspersonal. Das Abgeben von Macht ist eine typische Barriere der Managementebene. Des Weiteren zählen dazu: Schwierigkeiten bei der Anpassung von Macht an Strukturen und Systeme, herausfordernde traditionelle Krankenhausgewohnheiten und Aufgaben, falsche Impulse durch Missmanagement und selbst auferlegte Zwänge und Beschränkungen und nur unvollständige Unterstützung beim Diversitätsmanagement durch die Führungsebene.

Die Führungsebene nimmt eine entscheidende Position bei der Kreierung, Planung, Organisation und Implementierung von Diversitätsmanagement ein. Das Führungsverhalten bestimmt die Verhaltensweisen und Grundüberzeugungen der Mitarbeiter. Ein Leitbild, welches durch Geschäftsführer und Entscheidungsträger entwickelt wurde, fördert den Identitätsprozess und sollte eine Vision mit Zukunftsausrichtung und Perspektive beinhalten, die ein erfolgreiches ganzheitliches Diversitätsmanagement vorsieht (Schulz 2009, S. 79 ff. und 84 ff.). Informationsströme zum Thema »Diversität« werden von der Managementebene aus gesteuert, koordiniert und überwacht. Um den Wettbewerbsfaktor Diversität effizient nutzbar zu machen, sind verschiedene Anforderungen und Regeln zu beachten, die nachfolgend erläutert werden.

Meist bestehen zwischen verschiedenen Abteilungen im Krankenhaus zahlreiche Arbeits- und Projektgruppen, um Verknüpfungen zu Diversitätsthemen herzustellen, Überschneidungen zu vermeiden und um Konfliktpunkte aufzunehmen und zu bearbeiten. Ist eine Zusammenführung von Diversitätsfeldern nicht möglich, so müssen verschiedene Ressourcen bereitgestellt werden, die die volle Kopplung und Integration unterstützen, was teilweise zu erhöhtem Mehraufwand führt. Bei einem umfangreichen Diversitätsmanagement müssen daher mehrere Arbeits- und Projektgruppen durch die Krankenhausleitung gemanagt werden, um die organisatorischen, sozialen und technischen Probleme zu überwinden (Roberge et al. 2011, S. 10). Krankenhausmanager müssen es verstehen, praktische Schritte bei der Implementation von Diversitätsmanagement zu definieren. Schritt für Schritt müssen einzelne Ziele umgesetzt werden. Wie erfolgreich eine Krankenhausleitung bei der Implementierung ist, kann anhand von entstandenen Synergien und Kontakten dargestellt werden.

Die Realisierung eines aktiven ganzheitlichen Diversitätsmanagements hat viele Vorteile: so können z. B. alle Mitarbeiter eingebunden werden, diversitätsrelevante Prozesse können vollständig als ein Prozess abgebildet (Bendl/Hanappi-Egger/Hofmann 2012, S. 220), kontrolliert und gemanagt werden. Bei der Implementation eines umfassenden Diversitätsmanagements kann die Einbindung neuer Einheiten zudem zur schnellen zielgerechten Verwirklichung von Diversitätszielen beitragen und die personelle Vielfalt fördern. Beachtet werden sollte aber, dass Informationen zum Diversitätsmanagement in einer Krankenhausorganisation nie zentral durch einen Diversitätsmanager/Diversitätsbeauftragten verwaltet werden. Die Weiterentwicklung, Förderung und Entfaltung von Diversität muss durch einfache Prozesse immer sichergestellt sein, unterstützt wird dies durch ein dezentrales Diversitätsmanagement, welches das gesamte Krankenhausspektrum umfasst.

Welche Vorteile hat die Realisierung eines aktiven Diversitätsmanagements?

Der Wert von aktiven Diversitätsmanagement wird entscheidend durch die Diversitätsstrategie der Geschäftsführung mitbestimmt, welche von der Krankenhausorganisation verfolgt wird. Ein umfassendes Diversitätsmanagement führt zur Integration des gesamten Krankenhauspersonals, wodurch auch kleine Abteilungen und Gruppen eine Plattform besitzen, um auf sich und ihre Probleme aufmerksam zu machen. Erfolgsmeldungen beim Diversitätsmanagement sollten schnell verbreitet werden, da sie als Resultat das gesamte Krankenhauspersonal motivieren und anspornen (Amstutz/Müller 2013, S. 365). Bestehende Personalstrukturen können durch den Einsatz von Diversitätsmanagement optimiert, zusammengefasst und besser handlungsfähig gemacht werden. Auf lange Sicht lässt sich die Risikoanfälligkeit senken. Den hohen Kosten beim Aufbau eines aktiven Diversitätsmanagements stehen langfristige Kosteneinsparungen bei der Benutzung und Inanspruchnahme gegenüber, wobei Erhaltungs- und Aktualisierungskosten nicht außer Acht gelassen werden sollten. Generell können Arbeitsabläufe beschleunigt, Innovationsprozesse gefördert und das Arbeitsklima verbessert werden.

Welchen Wert besitzt aktives Diversitätsmanagement?

Ein klares Bekenntnis zu Diversität und die Verankerung von Diversitätsmanagement bei der Umsetzung eines aktiven Diversitätsmanagements bilden die Voraussetzung, damit das Management und die Mitarbeiter auf normativer, strategischer und operativer Ebene eingebunden werden. Erst dann ist es möglich, dass Mitarbeiter Diversitätsziele mitgestalten. Eine diversitätsgerechte Unternehmenskultur trägt dazu bei, dass kulturelle und kommunikative Barrieren überwunden werden können. Aktives Diversitätsmanagement wird beeinflusst von Regeln und Strukturen, daher sind Freiräume zu halten, um die Flexibilität für Veränderungen zu gewährleisten.

Was kann zusammenfassend zum aktiven Diversitätsmanagement festgehalten werden?

Literatur

Amstutz N., Müller C. (2013) Diversity Management, In: Steiger T., Lippmann E. (Hrsg.) Handbuch Angewandte Psychologie für Führungskräfte, Springer Verlag, Berlin, S. 359–380.

Bendl R., Hanappi-Egger E., Hofmann R. (2012) Diversität und Diversitätsmanagement, Facultas Verlag, Wien.

Roberge M.-E., Lewicki R. J., Hietapelto A., Adbdyldaaeva A. (2011) From Theory To Practice: Recommending Supportive Diversity Practices, Journal of Diversity Management, Vol. 6, No. 2, pp. 1–20.

Schulz A. (2009) Strategisches Diversitätsmanagement, Unternehmensführung im Zeitalter der kulturellen Vielfalt, 1. Aufl., Gabler Verlag, Wiesbaden.

Watrinet C. (2008) Diversity-Kultur messen, Personal, Jg. 60, Nr. 1, 30–32.

Watrinet C. (2010) Der DiversityCultureIndex; Kernstück eines ganzheitlichen Diversity Controllings, In: Badura B., Schröder H., Klose J., Macco K. (Hrsg.) Fehlzeiten-Report 2010, Vielfalt managen: Gesundheit fördern – Potenziale nutzen, Springer Verlag, Berlin, S. 91–100.

6.2 Der Mitarbeiter im Fokus

Welche Rolle spielt die diversitätsbewusste Personalentwicklung im Krankenhaus?

Alle Maßnahmen und Aktivitäten, um das Leistungspotenzial der Mitarbeiter zu aktivieren und zu verbessern, werden als Personalentwicklung bezeichnet (Wunderer/Jaritz 2006, S. 228). Die Personalentwicklung im Krankenhaus ist Bestandteil des Diversitätsmanagements, Mitarbeiter mit unterschiedlichen Migrationsbildern für die Bewältigung gegenwärtiger und zukünftiger Herausforderungen in Unternehmen zu qualifizieren (Pfannstiel 2014, S. 381 ff.). Mitarbeitern soll darauf aufbauend der eignungsgerechte Einsatz im Unternehmen ermöglicht werden. Ziel ist die Existenzsicherung des Unternehmens durch die Bindung qualifizierter Mitarbeiter (Müller-Vorbrüggen 2010, S. 763). Bei der Steigerung des Leistungspotenzials der Mitarbeiter sind persönliche Bedürfnisse, Präferenzen und Wünsche von Mitarbeitern mit zu berücksichtigen. Ziel ist es, nicht entfaltete Fähigkeiten und Fertigkeiten von Mitarbeitern zu entwickeln, die dem Krankenhaus zur Verfügung stehen (Mentzel 2012, S. 173 f., Müller-Vorbrüggen 2010, S. 763 ff.).

Welche Maßnahmen zur diversitätsbewussten Personalentwicklung sind relevant?

Die Maßnahmen und Aktivitäten zur Personalentwicklung, die beim Management der personellen Vielfalt im Krankenhaus eine Rolle spielen, können in sechs Kategorien aufgeteilt werden: into the Job, on the job, along the job, near the job, off the job und out of the job. Die Kategorisierung ist vielfach in der Literatur beschrieben und wird nachfolgend erläutert (Krämer 2007, S. 64, Nicolai 2009, S. 298 ff., Mentzel 2012, S. 182): Into the Job bedeutet, dass Maßnahmen und Aktivitäten, wie z. B. Traineeprogramme und Einführungsprogramme, helfen sollen, Mitarbeiter einzuarbeiten und sie berufs- und tätigkeitsspezifisch zu qualifizieren (Kolb 2008, S. 464). On the Job bedeutet Qualifizierung von Mitarbeitern zur Arbeitsausführung (z. B. durch Mentoring, Coaching und Hospitation) (Schier 2010, S. 218). Along the Job bedeutet, dass Mitarbeiter mit höherem Entwicklungs- und Aufstiegspotenzial ausgestattet und organisiert werden (z. B. bei der Karriere- und Laufbahnplanung und der Stellvertretung), um sich auf ihre künftige Position vorzubereiten. Near the Job bedeutet, dass die Förderung der Mitarbeiter durch Weiterbildung arbeitsplatznah stattfindet (z. B. durch Projektarbeit und Supervision). Off the Job bedeutet, dass in räumlicher und zeitlicher Entfernung zum Arbeitsumfeld

Aus-, Fort- und Weiterbildungsmaßnahmen durchgeführt werden können (z. B. durch interkulturelles Training, Workshops) (Nicolai 2009, S. 303). Out of the Job bedeutet, dass Mitarbeiter gefördert werden, indem sie die Möglichkeit erhalten sich frühzeitig auf den Übergang von der Arbeit in den Ruhestand einzustimmen (z. B. durch Ruhestandvorbereitung, gleitender Ruhestand). Abbildung 6.2 gibt einen Überblick über die sechs angesprochenen Kategorien zur diversitätsbewussten Personalentwicklung, gegenübergestellt wurden die Zeit und die Nähe zur Tätigkeit.

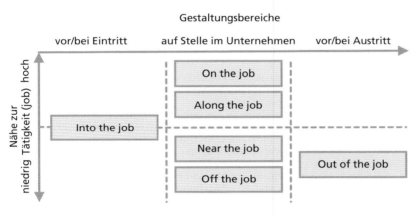

Abb. 6.2:
Gestaltungsbereiche bei der diversitätsbewussten Personalentwicklung
Quelle: Darstellung in Anlehnung an Conradi (1983, S. 25).

Die nachfolgende Auflistung (► **Tab. 6.1**) enthält relevante Beispiele für Maßnahmen und Aktivitäten zur diversitätsbewussten Personalentwicklung.

Tab. 6.1:
Maßnahmen und Aktivitäten zur diversitätsbewussten Personalentwicklung
Quelle: Darstellung in Anlehnung an Pfannstiel (2014, S. 381 ff.).

Beispiele:

- Bei einem **Traineeprogramm** z. B. durchläuft ein Teilnehmer mehrere Abteilungen im Krankenhaus nach einem festgelegten Zeitplan und lernt die unterschiedlichen Einsatzgebiete im Krankenhaus kennen (Becker 1999, S. 317, Stock-Homburg 2008, S. 163 ff.). Traineeprogramme sind meist strukturiert und richten sich an Hochschulabsolventen (Becker 2010, S. 341).
- **Einführungsprogramme** dienen dazu, Mitarbeiter optimal in ein Unternehmen einzuführen. Es wird beispielsweise über die Zeiterfassung, die Beantragung von Urlaub, etc. informiert (Verfürth 2010, S. 164). Weiterhin dienen sie als erste Gelegenheit, soziale Kontakte zu anderen Mitarbeitern zu knüpfen.
- Geplante Aufenthalte von externen Personen im Krankenhaus werden als **Hospitation** bezeichnet. Hospitationen haben das Ziel, Einsicht in einen Arbeitsbereich zu geben, um die übergreifenden Zusammenhänge besser zu verstehen.
- Die Entwicklung und Förderung der Mitarbeiter geht einher mit der auszuführenden Arbeit und wird häufig als **Karriere- und Laufbahnplanung** beschrieben. Bei der Karriere- und Laufbahnplanung wird z. B. festgelegt, welche Position ein Mitarbeiter im Laufe der beruflichen Entwicklung im Krankenhaus einnehmen sollte oder kann (Kolb 2008, S. 475 f., Becker 1999, S. 390). Zu beachten ist, dass bei der Eröffnung von transparenten Karrieremöglichkeiten die Bindung des Mitarbeiters an ein Krankenhaus steigen kann. Eines der Unternehmensziele muss dabei die Sicherstellung einer langfristig qualifizierten und motivierten Mitarbeiterbelegschaft sein.

Tab. 6.1:
Maßnahmen und Aktivitäten zur diversitätsbewussten Personalentwicklung
– Fortsetzung

Beispiele:
• Bei der **Stellvertretung** übernimmt ein Mitarbeiter vorübergehend die Aufgaben, die Kompetenzen und die Verantwortung eines anderen Krankenhausmitarbeiters (Stelzer-Rothe 2010, S. 613 ff.).
• In der **Projektarbeit** arbeiten mehrere Mitarbeiter selbstständig an der Bearbeitung einer Aufgabe oder an der Lösung einen Problems. Projektarbeit beinhaltet planvolles Handeln, wobei komplexe Schwierigkeiten in Eigenverantwortung bewältigt werden sollen. Die durchgeführten Projekte sind zielgerichtet und zeitlich befristet.
• **Supervision** ist eine Form der Beratung und kommt bei Problemen zum Einsatz, die eine distanzierte Selbstreflexion des beruflichen Alltags erfordern (Stenzel 2010, S. 419). Reflektiert wird häufig die Zusammenarbeit im Team oder die Zusammenarbeit mit dem Vorgesetzten.
• **Interkulturelles Training** umfasst alle Maßnahmen, die darauf abzielen, einen Mitarbeiter zum Themenfeld interkultureller Umgang mit Mitarbeitern und interkulturelle Kompetenz zu befähigen.
• **Workshops** sind **Veranstaltungen**, bei denen sich Krankenhausmitarbeiter für eine begrenzte Zeit zusammenfinden, um sich mit einem zuvor festgelegten Thema auseinanderzusetzen. Durch Workshops kann die offene Kommunikation gefördert werden, die zur Akzeptanz bei Entscheidungen beitragen kann.
• Bei älteren Mitarbeitern, die aus Altersgründen aus dem Krankenhaus ausscheiden, wird die **Ruhestandsvorbereitung** als Maßnahme eingesetzt. Hier gibt es verschiedene Kurse und Schulungen, die den Übergang vom Arbeitsleben in die Pensionierung erleichtern können.
• **Gleitender Ruhestand** ist der Übergang von der Vollarbeit in den Ruhestand, bei dem die Arbeitszeit, die der Mitarbeiter im Krankenhaus verbringt, stufenweise reduziert und er auf eine neue Lebensphase vorbereitet wird.

Was ist bei der diversitätsbewussten Personalentwicklung zu berücksichtigen?

Bei der diversitätsbewussten Personalentwicklung spielen verschiedene Faktoren eine große Rolle. Zu berücksichtigen sind z. B. soziokulturelle und rechtliche Veränderungen. Die Anpassung an die Rahmenbedingungen im Krankenhaus verlangt von den Mitarbeitern Lernfähigkeit. Um die Ziele beim Diversitätsmanagement zu erreichen, sind personenbezogene Kompetenzen zu entwickeln. Eine klare Vision der Unternehmensführung ist die Basis für Lernprozesse. Die Entwicklungsfähigkeit des Personals hängt von Führungspersonen ab, die die vielfältigen gestellten Erwartungen erfüllen müssen. Dabei existieren Grenzen bei der Umsetzung, die u. a. ressourcenbedingt sein können.

Welche Bedeutung besitzen Mentoring und Coaching im Krankenhaus?

Eine hohe Relevanz bei der diversitätsbewussten Personalentwicklung spielen die Instrumente Mentoring und Coaching, die in den nachfolgenden Abschnitten ausgeführt werden. Besonders bei ausländischen Fach- und Führungskräften kommen die beiden Instrumente zum Einsatz. Sie werden laut Sattelberger (1994, S. 217) für verschiedene kritische Situationen (Berufs- und Lebensphasen, Übergangskrisen) eingesetzt. Mentoring wird beispielsweise bei den Phasen des beruflichen Übergangs: z. B. Berufsbeginn, Expansion bzw. Stagnation als Manager, Outplacement und

Vorbereitung auf den Ruhestand angewendet. Übergangskrisen, bei denen Mentoring Einsatz findet, sind z. B. Kulturschock als neuer Mitarbeiter, Sinnkrise in der Lebensmitte und beim Finden einer Balance zwischen Beruf und Privatleben. Coaching hingegen wird eingesetzt bei der Vorbereitung auf eine erste/neue Führungsaufgabe oder einen Auslandseinsatz und bei der Bewältigung herausfordernder, innovativer Projekte.

Der Begriff »Mentoring« beschreibt einen Begleitungsprozess, um eine Person zu fördern und zu entwickeln. Mentoring bezieht sich auf die Persönlichkeit des Individuums und deren Entwicklung (Sattelberger 1994, S. 209). Mit Mentoring werden häufig Führungs- und Nachwuchskräfte unterstützt. Die Gesprächsbeziehung beim Mentoring wird gebildet durch einen Mentor und einen Mentee. Der Mentor ist häufig älter und besitzt Lebenserfahrung und eine höhere Stellung im Unternehmen, er unterstützt einen Mentee, der häufig jünger ist, beim Karriereweg (Krämer 2007, S. 58). Der Mentee ist verantwortlich für das Lernen und seine eigene Entwicklung.

Was genau ist Mentoring?

Der Begriff »Coaching« beschreibt das Einwirken auf eine Person, um deren Leistungsverhalten und Selbstmotivation zu verändern. Im Vordergrund stehen die Bewältigung von Arbeitsaufgaben und das Problemlösungsverhalten einer Person (Sattelberger 1994, S. 209, Krämer 2007, S. 132). Beim Coaching besteht die Gesprächsbeziehung zwischen einem Coach und einem Coachee. Der Coach unterstützt und begleitet einen Coachee kontinuierlich für eine zeitlich begrenzte Dauer. Angeboten werden kann Coaching, wie auch Mentoring, für eine einzelne Person oder auch für eine Gruppe von Personen. Wie beim Mentoring der Mentee, so ist auch beim Coaching der Coachee für sein Lernen und seine Entscheidungen selbst verantwortlich.

Wie ist Coaching definiert?

Beim Vergleich von Mentoring und Coaching bestehen Gemeinsamkeiten und Unterschiede. In diesem Abschnitt werden die Gemeinsamkeiten aufgezeigt, bevor anschließend die Unterschiede dargestellt werden. Zu den Gemeinsamkeiten von beiden Instrumenten kann festgehalten werden, dass von den Beratern (Mentor/Coach) Techniken angewendet werden, um Gesprächspartner zu beraten und zu entwickeln. Die Methoden beruhen auf einem geplanten, prozess- und zielorientierten Vorgehen. Die Berater haben Kontakt mit Gesprächspartnern, um zum Handeln anzuregen und um übergeordnete organisationale Ziele zu erreichen. Thematisiert werden bei beiden Instrumenten das Praxisfeld und die Probleme des Gesprächspartners. Der Berater ist Zuhörer und Gesprächspartner zugleich und unterstützt seinen Gesprächspartner z. B. bei der Einführung in die Arbeitsabläufe im Unternehmen. Die nachfolgende Übersicht (▶ **Tab. 6.2**) differenziert zwischen Mentoring und Coaching und gibt einen Überblick über die Unterschiede zwischen beiden Instrumenten.

Welche Gemeinsamkeiten bestehen zwischen Mentoring und Coaching?

Tab. 6.2:
Vergleich von Coaching und Mentorenverhalten
Quelle: Darstellung in Anlehnung an Sattelberger (1994) und Rauen (2003).

Dimension	Coaching	Mentoring
Zielgruppe	i. d. R. Personen mit Managementaufgaben	junge bzw. neue Organisationsmitglieder
Durchführung	wird durch organisationsexterne und -interne Berater durchgeführt	der Mentor ist immer ein älteres und erfahrenes Organisationsmitglied
Beziehungsgefälle	wenig hierarchische Beziehungen zw. externem Berater und Gecoachten (Beziehungsgefälle)	hierarchische Beziehungen zwischen Schützling und Mentor (klares Beziehungsgefälle)
Beratungsqualifikation	der Coach ist als Prozessberater qualifiziert und verfügt über eine Methodenvielfalt	der Mentor berät hauptsächlich vor dem Hintergrund seiner Erfahrungen in der Organisation
Problemlösung	Berücksichtigung der Probleme des Gecoachten bis in den privaten Bereich (wenn nötig)	i. d. R. werden nur Probleme bezüglich der Organisation thematisiert
Kosten	meist sehr hohe Kosten bei den Varianten mit externem Coach	nur organisationsinterne Kosten durch die Zeit für die Beratung
Neutralität	Neutralität des externen Coaches	als Angehöriger der Organisation ist der Mentor nie unabhängig
Freiwilligkeit	Freiwilligkeit als Voraussetzung	Freiwilligkeit nicht immer gewährleistet
Unterstützungsleistung	Hilfe zur Selbsthilfe als Ziel	andauernde Beratung ohne festes Ende
Zielsetzung	Verbesserung der Leistungsfähigkeit des Mitarbeiters als Ziel	langfristige Bindung des Mitar-beiters an die Organisation als Ziel
Betreuungsdauer	i. d. R. mittelfristige Betreuung eines Gecoachten	langfristige Betreuung des Schützlings

Welche Vorteile bieten Mentoring und Coaching?

Durch Mentoring und Coaching können die Kompetenzen und Potenziale von Mitarbeitern (Führungs- und Nachwuchskräfte im ärztlichen, pflegerischen und administrativen Bereich) im Krankenhaus gefördert werden. Die Umsetzung von Arbeitsaufgaben wird nachhaltig durch die Gesprächsarbeit gesichert. Die Gesprächsarbeit zieht zudem die menschliche Komponente und das Arbeitsumfeld mit ein. Vorteile bringen vor allem strukturierte Mentoringprogramme und Coaching als Beratungs- und Begleitprozess. In der Literatur sind eine Vielzahl von Mentoringprogrammen beschrieben (vgl. zu 14 verschiedenen Mentoringprogrammen im ärztlichen Bereich Frei/Stamm/Buddeberg-Fischer 2000, S. 1 ff., vgl. zu Charakteristiken von verschiedenen Mentoringprogrammen im ärztlichen Bereich Meinel et al. 2011, S. 1 ff., vgl. zu Mentoring bei Studenten und Ärzten Buddeberg-Fischer/Herta 2006, S. 248). Coaching wird ebenfalls in der Literatur als geeignetes Instrument zur Entwicklung von Führungskräften im ärztlichen und pflegerischen Bereich beschrieben (Thölen 2012, 1 ff., Brinkert 2011, S. 80 ff.).

In Krankenhausunternehmen steht das Management von Patienten und Mitarbeitern im Vordergrund. Von der Führungsebene im Krankenhaus wird erwartet, dass Potenziale erkannt und entwickelt werden. Personen müssen mittel- und langfristig geführt werden. Führen bedeutet hier auch Führen aus Erfahrungen, um Probleme zu lösen. Die Auseinandersetzung mit der Umwelt kann neue Handlungswege aufzeigen. Individuelle Führung wie beim Mentoring und Coaching stellt eine wichtige Rahmenbedingung für die Entwicklung von diversitätsbezogener Kompetenz dar. Maßnahmen und Aktivitäten zur diversitätsbewussten Personalentwicklung sollten dabei immer zielorientiert, strukturiert, themenzentriert, überlegt und entschlossen eingesetzt werden, damit gesetzte Ziele erreicht werden. Für Unternehmen besteht die Notwendigkeit, Strukturen flexibel zu halten, um den neuen Anforderungen erfolgreich zu begegnen. Die erfolgreiche Auseinandersetzung mit zukünftigen Anforderungen spiegelt sich in der Entwicklung diversitätsbezogener Kompetenz wider. Es bleibt festzuhalten, dass diversitätsbewusste Personalentwicklung von hoher Bedeutung ist, um die Herausforderungen des Krankenhausalltags schneller und effizienter bewältigen zu können.

> Was bleibt festzuhalten zur diversitätsbewussten Personalentwicklung?

Literatur

Becker N., Pinto C. (2010) Gender und Diversity im Mediationskontext, Spektrum Mediation – Fachzeitschrift des Bundesverbandes Mediation, Nr. 39, S. 2–8.

Becker M. (1999) Personalentwicklung; Bildung, Förderung und Organisationsentwicklung in Theorie und Praxis, 2. überarbeitete und erweiterte Aufl., Schäffer Poeschel Verlag, Stuttgart.

Brinkert R. (2011) Conflict coaching training for nurse managers: a case study of a two-hospital health system, Journal of Nursing Management, Vol. 19, No.1, pp. 80–91.

Buddeberg-Fischer B., Herta K.-D. (2006) Formal mentoring programmes for medical students and doctors – a review of the Medline literature, Medical Teacher, Vol. 28, No. 3, pp. 248–257.

Conradi W. (1983) Personalentwicklung, 2. Aufl., Poeschl Verlag, Stuttgart.

Frei E., Stamm M., Budenberg-Fischer B. (2010) Mentoring programs for medical students – a review of the PubMed literature 2000-2008, BMC Medical Education, Vol. 10, No. 32, pp. 1–14.

Kolb M. (2008) Personalmanagement; Grundlagen – Konzepte – Praxis, 1. Aufl., Gabler Verlag, Wiesbaden.

Krämer M. (2007) Grundlagen und Praxis der Personalentwicklung, Vandenhoeck & Ruprecht Verlag, Göttingen.

Meinel F. G., Dimitriadis K., Borch P., Störmann S., Niedermaier S., Fischer M. R. (2011) More mentoring needed? A cross-sectional study of mentoring programs for medical students in Germany, BMC Medical Education, Vol. 11, No. 68, pp. 1–11.

Mentzel W. (2012) Personalentwicklung, Wie Sie Ihre Mitarbeiter fördern und weiterbilden, 4. überarbeitete Aufl., deutscher Taschenbuch Verlag, München.

Müller-Vorbüggen M. (2010) Management der Personalentwicklung, In: Bröckermann R., Müller-Vorbrüggen M. (Hrsg.) Handbuch Personalentwicklung; Die Praxis der Personalbildung, Personalförderung und Arbeitsstrukturierung, 3. überarbeitete und erweiterte Aufl., Schäffer Poeschel Verlag, Stuttgart.

Nicolai C. (2009) Personalmanagement, 2. neu bearbeitete Aufl., Lucius & Lucius Verlag, Stuttgart.

Pfannstiel M. A. (2014) State of the Art von Maßnahmen und Instrumenten zum Management der Patienten- und Mitarbeiterdiversität im Krankenhaus, In: Bouncken R. B., Pfannstiel M. A., Reuschl A. J. (Hrsg.) Dienstleistungsmanagement im Krankenhaus II; Prozesse, Produktivität und Diversität, Springer Gabler Verlag, Wiesbaden, S. 381–427.

Rauen C. (2003) Coaching, Hogrefe Verlag, Göttingen.

Sattelberger T. (1994) Personalentwicklung neuer Qualität durch Renaissance helfender Beziehungen, In: Sattelberger T. (Hrsg.) Die Lernende Organisation, Konzepte für eine neue Qualität der Unternehmensentwicklung, Gabler Verlag, Wiesbaden, 2. Aufl., S. 207– 227.

Schier W. (2010) Training on the Job und Training near the Job, In: Bröckermann R., Müller-Vorbrüggen M. (Hrsg.) Handbuch Personalentwicklung; Die Praxis der Personalbildung, Personalförderung und Arbeitsstrukturierung, 3. überarbeitete und erweiterte Aufl., Schäffer Poeschel Verlag, Stuttgart.

Stelzer-Rothe T. (2010) Stellvertretung, In: Bröckermann R., Müller-Vorbrüggen M. (Hrsg.) Handbuch Personalentwicklung; Die Praxis der Personalbildung, Personalförderung und Arbeitsstrukturierung, 3. überarbeitete und erweiterte Aufl., Schäffer Poeschel Verlag, Stuttgart.

Stenzel S. (2010) Coaching und Supervision, In: Bröckermann R., Müller-Vorbrüggen M. (Hrsg.) Handbuch Personalentwicklung; Die Praxis der Personalbildung, Personalförderung und Arbeitsstrukturierung, 3. überarbeitete und erweiterte Aufl., Schäffer Poeschel Verlag, Stuttgart, S. 413–436.

Thölen F. (2012) Coaching: Ein wirksames Instrument zur Entwicklung von Führungskräften im Gesundheitswesen?, Clinotel-Journal, S. 1–15.

Verfürth C. (2010) Einarbeitung, Integration und Anlernen neuer Mitarbeiter, In: Bröckermann R., Müller-Vorbrüggen M. (Hrsg.) Handbuch Personalentwicklung; Die Praxis der Personalbildung, Personalförderung und Arbeitsstrukturierung, 3. überarbeitete und erweiterte Aufl., Schäffer Poeschel Verlag, Stuttgart.

Wunderer R., Jaritz A. (2006) Unternehmerisches Personalcontrolling, Evaluation der Wertschöpfung im Personalmanagement, 3. aktualisierte und erweiterte Aufl., Luchterhand Verlag, München.

6.3   Die Organisation im Fokus

Was sind die Voraussetzungen für Diversitätsmanagement im Krankenhaus?

Für Krankenhausorganisationen gibt es nicht nur ein allgemein gültiges Konzept zur Implementierung von Diversitätsmanagement, vielmehr muss jedes Krankenhaus ein individuelles Konzept entwickeln, das sich an den internen Rahmenbedingungen orientiert (vgl. zu den Arten von Implementierungen Bendl/Hanappi-Egger/Hofmann 2012, S. 201 f.). Diversitätsmanagement richtet sich an die Mitarbeiter im Unternehmen, daher benötigt die Implementierung von Diversitätsmanagement Zeit. Das Einbinden der Mitarbeiter beinhaltet einen Kulturwandel des Krankenhauses auf allen Ebenen und in allen Bereichen. Häufig sind dabei hierarchische Strukturen zu überwinden (Jensen-Dämmrich 2011, S. 167). Entscheidungsträger müssen diversitätsbezogene Managementkompetenzen besitzen, um Diversitätsmanagement implementieren können. Abbildung 6.3 gibt eine Zusammenfassung über die notwendigen Fragestellungen zu Managementkompetenzen, die bei der Implementierung von Diversitätsmanagement zu berücksichtigen sind.

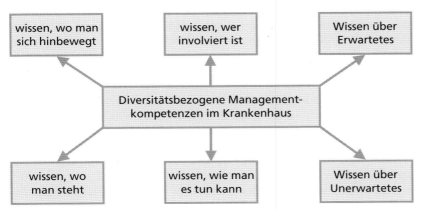

Abb. 6.3: Diversitätsbezogene Managementkompetenzen im Krankenhaus. Quelle: Eigene Darstellung.

Viele Krankenhäuser verfügen über wenig finanzielle und personelle Ressourcen, um Diversitätsmanagement umzusetzen. Gerade in kleinen Krankenhäusern ist es nicht möglich, eine Stabsstelle oder eine eigene Abteilung einzurichten. Die Implementierung von Diversitätsmanagement im Krankenhaus ist relativ zeit- und kostenintensiv und kann zu Beginn zu Produktivitätseinbußen führen. Diversitätsmanagement kann z. B. im Bereich Personalwesen angesiedelt und im Feld Personalentwicklung ausgestaltet werden.

Wo sollte Diversitätsmanagement angesiedelt werden?

Wo Diversitätsmanagement anzusiedeln ist, ist vom Geschäftsführer und von beteiligten Entscheidungsträgern festzulegen. Das Vorgehen bei der Implementierung von Diversitätsmanagement umfasst mehrere Schritte, die sorgfältig geplant werden müssen (Schulz 2009, S. 186 ff., Konrad 2011, S. 180). Die Implementierung muss aus verschiedenen Perspektiven betrachtet werden. Einerseits aus Mitarbeiterperspektive und andererseits aus Perspektive der Krankenhausorganisation. Voraussetzung ist die Kenntnis über die gegenwärtige Belegschaft und den Aufbau sowie die Wirkungsweise der Organisation. Die einzelnen Bausteine in einem Krankenhaues sind darzustellen und miteinander in Beziehung zu setzten, denn erst die Beziehungen ermöglichen den Aufbau eines ganzheitlichen Diversitätsmanagements.

Was bedeutet Implementation von Diversitätsmanagement?

Soll ein Diversitätsmanagement im Krankenhaus implementiert werden, so muss zuerst der Rahmen und der Umfang der Implementation abgeschätzt werden (Jensen-Dämmrich 2011, S. 117). Es sind dabei folgende

Welche Modelle zur Implementierung von Diversitätsmanagement bestehen?

Fragen zu klären: Existiert ein Bedarf für Diversitätsmanagement? Welche Kontaktpunkte zum Management der personellen Diversität sind bereits vorhanden? Welche Konzepte, Techniken, Methoden und Messgrößen zur Bewertung werden bereits eingesetzt und verwendet? Bei einer komplexen Implementation ist die gesamte Krankenhausorganisation zu integrieren und auf Kurs zu bringen. Von großer Bedeutung für die Implementation ist das Einführungsverfahren, unter welchem Diversitätsmanagement integriert und eingesetzt werden soll. Das »Top-Down Verfahren« (Watrinet 2010, S. 93, Fitzgerald 2010, S. 18) besitzt die Möglichkeit der Nutzung von dezentralem Wissen und ein hohes Maß an Motivation und Selbstverpflichtung durch die Mitarbeiter. Durch das Gegenstromverfahren kann eine hohe Qualität durch das partizipative Vorgehen erreicht werden, außerdem führt dieses Verfahren zu einer hohen Motivationswirkung in der Krankenhausorganisation. Im Netzwerkverfahren muss jeder Mitarbeiter selber schauen, sich abstimmen und selbst entscheiden. Gedacht werden muss auch an die Implementationsebene (Oberes Management, Mittleres Management und Unteres Management) und die Implementationssäule (Ärztlicher Bereich, Pflegebereich, Verwaltungsbereich) bei der Verknüpfung und Integrierung von Diversitätsmanagement, um Schnittstellenprobleme zu vermeiden.

Was kostet die Implementation von Diversitätsmanagement?

Der Einsatz von Diversitätsmanagement kann das gesamte Krankenhaus umfassen. Um den Einsatz praktikabel zu gestalten sowohl was den zeitlichen Rahmen als auch die Kosten angeht, sollte zunächst eine Beschränkung auf klar abgegrenzte Anwendungsgebiete im Krankenhaus erfolgen. Bei der Einführung von Diversitätsmanagement sind die Kosten meist unbekannt, außerdem entstehen verborgene Kosten bei Planung, Durchführung, Implementation und Überprüfung. Zu berücksichtigen ist, dass die Kosten weitaus höher liegen, wenn kein Diversitätsmanagement im Krankenhaus betrieben wird. Die Führungsebene hat die Aufgabe, die Frage der Wichtigkeit von Diversitätsmanagement im Krankenhaus zu klären.

Welches Vorgehen bei der Implementierung ist effizient?

Als Erstes sollte ein Ansprechpartner für Diversitätsmanagement benannt werden. Dem schließt sich die Sensibilisierung des Krankenhauspersonals für das Thema an (Jensen-Dämmrich 2011, S. 177, Konrad 2011, S. 181). Die Identifikation der internen und externen Ressourcen sollte sorgfältig verlaufen, um Engpässe, Planungspausen und andere Störungen zu vermeiden. Im Anschluss daran kann ein Grundkonzept für die Implementation von Diversitätsmanagement aufgestellt werden. Unter Verwendung von standardisierten Elementen und Methoden kann ein Konzept zum Diversitätsmanagement integriert und implementiert werden. Eine Überprüfung und Bewertung des Erfolges schließt sich an.

Welche Funktion erfüllt Diversitätsmanagement im Krankenhaus?

Die Frage lässt sich beantworten, indem nach dem Ziel, dem Existenzgrund und nach der strategischen Ausrichtung von Diversitätsmanagement im Krankenhaus gefragt wird. Diversitätsmanagement kann viele Funktionen erfüllen, die in einer Krankenhausorganisation von Bedeutung sind. Zum Beispiel kann durch Diversitätsmanagement das Potenzial von Mitarbeitern festgestellt, entwickelt und optimiert werden. Es können somit Unternehmenspotenziale aufgebaut, verbessert und beschleunigt werden.

Das Diversitätsmanagement wird durch ständige Personalveränderungen in der Belegschaft beeinflusst, daher ist es an Gegebenheiten und Zustände in der Organisation anzupassen. Um negative Einflüsse zu vermeiden und positive Einflüsse zu fördern, muss ein offenes, determiniertes und dynamisches Diversitätsmanagement aufgebaut werden (Prieto/Phipps/Osiri 2009, S. 14 ff.). Im Mittelpunkt dessen sollte eine Vision für eine diversitätsgerechte Unternehmenskultur bestehen. Ein derartiges ganzheitliches Diversitätsmanagement kann durch einen Diversitätsmanager bzw. Diversitätsbeauftragten kontrolliert, geprüft und aktualisiert werden. Es müssen genügend Freiräume existieren, um auf Veränderungen schnell reagieren zu können.

Beim Aufbau eines ganzheitlichen Diversitätsmanagements im Krankenhaus sind folgende charakteristische Faktoren zu berücksichtigen: Die Erfahrung, Zuverlässigkeit und Stärke eines eingesetzten Diversitätsmanagers/Diversitätsbeauftragten spielt beim Aufbau eine Rolle. Genauso wichtig ist die Sachkenntnis und Praxiserfahrung eines Krankenhausmanagers bei der Einrichtung und Vermittlung von Diversitätsmanagement im Krankenhaus. Relevant ist auch die Mobilisierung der Mitarbeiter beim Aufsuchen und Sichtbarmachen von organisatorischen Ressourcen zum Diversitätsmanagement. Das Potenzial und Fassungsvermögen von Teams in verschiedenen Bereichen und Abteilungen bei der Kreierung von Implementationsbestandteilen ist ebenso von Bedeutung. Die Fähigkeit von Trainern zur Motivation und Schulung der Mitarbeiter bei der Aufnahme von Diversitätsmaßnahmen kann zur Ganzheitlichkeit in einem komplexen System beitragen.

Die Einbindung der Implementationsfaktoren kann durch verschiedene Kommunikationsmechanismen und Wechselbeziehungen zwischen dem Krankenhauspersonal sichergestellt werden (Roberge 2011, S. 11). So tragen zum Beispiel Besprechungen, Versammlungen, die Mitarbeit in Gremien und Arbeitsgruppen zum verstärkten Umgang und zur Auseinandersetzung, Aufklärung und Unterstützungsarbeit mit personeller Vielfalt bei (Bendl/Hanappi-Egger/Hofmann 2012, S. 214). Verschiedene Diversitätsaspekte können dadurch kompakt zusammengetragen, optimiert und kartographiert werden. Durch flexible, offene, und transparente Beziehungen lassen sich Diversitätsziele verwirklichen und Diversitätsaufgaben zwischen Ärzten, Pflegekräften, Spezialisten, Administratoren und Abteilungsleitern verteilen und effektiv integrieren. Die Wahrnehmung von Schnittstellenproblemen ist ebenso eine wichtige Komponente wie das Lösen von Problemstellungen innerhalb von Abteilungen. Die Informationen zum Diversitätsmanagement zwischen dem Krankenhauspersonal sind vorurteilsfrei und wertneutral zu gestalten. Ein Augenmerk sollte auf den Umfang und das Ausmaß von Diversitätsmaßnahmen gelegt werden, damit ein optimales Diversitätsklima zwischen Mitarbeitern besteht, das dann gewinnbringend für die Krankenhausorganisation umgesetzt werden kann.

Wie lässt sich die Dynamik beim Diversitätsmanagement einschränken?

Welche Faktoren für eine erfolgreiche Implementierung gibt es?

Wie kann der Einsatz der Implementationsfaktoren gewährleistet werden?

Wie ausgeführt, spielen die Implementationsfaktoren beim Diversitäts-management eine besondere Rolle. Entscheidungsträger müssen bei der Implementation über Wissen und Kompetenzen (Schulz 2009, S. 147, Amstutz/Müller 2013, S. 374 f.) verfügen. Tabelle 6.3 gibt einen Überblick über Wissens- und Kompetenzformen, die bei der Implementierung und beim Umgang mit personeller Vielfalt zu beachten sind.

Tab. 6.3:
Wissens- und Kompetenzformen für ein inklusives Diversitäts-management
Quelle: Bendl/Hanappi-Egger/Hofmann (2012, S. 343).

Wissens- und Kompetenzformen	Ausprägung
Diversitätsspezifisches Fachwissen (Fachkompetenz)	Wissen über Diversitätsphänomene (Zustandekommen, Wirkungsmechanismen etc.) und die Fähigkeit, diese in konkreten Situationen zu erkennen.
Diversitätsspezifisches Methodenwissen (Methodenkompetenz)	Methodenkenntnisse zur konkreten Implementierung von diversitätsspezifischen Maßnahmen und Diversitätsmanagementkonzepten (u. a. Analyse- und Evaluierungsverfahren, partizipative Organisationsgestaltung).
Wissen über soziale Prozesse und Dynamiken (Sozialkompetenz)	Kenntnisse über soziale Dynamiken, die zu Rollenübernahme, Konflikterkennung und -lösung sowie zur Unterstützung von Teambildung befähigen.
Diversitätsspezifisches Identitätswissen (Reflexionskompetenz)	Fähigkeit, Alltagswissen und die eigene Diversität/Position im sozialen Gefüge der Organisation/Gesellschaft zu reflektieren und inklusives Handeln zu fördern.
Relationales Wissen (Handlungskompetenz)	Verknüpfung der genannten Wissensformen und Kompetenzen und Umsetzung im konkreten organisationalen Handeln.

Was kann zur Implementierung von Diversität im Krankenhaus festgehalten werden?

Es bleibt festzuhalten, dass der Veränderungsprozess bei der Einführung von Diversität im Krankenhaus Fachwissen und Kompetenzen von Mitarbeitern und Entscheidungsträgern voraussetzt. Die Verschiedenheit und Vielfalt von Personen muss anerkannt werden, um als positiver Beitrag für den Unternehmenserfolg geschätzt zu werden (Rosken 2010, S. 170). Die Kompetenzen der Mitarbeiter und Entscheidungsträger sind als Wettbewerbsfaktor zu sehen, um die unternehmensinternen Ziele zu erreichen.

Literatur

Amstutz N., Müller C. (2013) Diversity Management, In: Steiger T., Lippmann E. (Hrsg.) Handbuch Angewandte Psychologie für Führungskräfte, Springer Verlag, Berlin, S. 359–380.

Bendl R., Hanappi-Egger E., Hofmann R. (2012) Diversität und Diversitätsmanagement, Facultas Verlag, Wien.

Fitzerald A. (2010) Diversity und das Sozialkapital der Krankenhäuser, In: Badura B., Schröder H., Klose J., Macco K. (Hrsg.) Fehlzeiten-Report 2010, Vielfalt managen: Gesundheit fördern – Potenziale nutzen, Springer Verlag, Berlin, S. 91–100.

Jensen-Dämmrich K. (2011) Diversity-Management, Ein Ansatz zur Gleichbehandlung von Menschen im Spannungsfeld zwischen Globalisierung und Rationalisierung?, In: Peters S. (Hrsg.) Weiterbildung – Personalentwicklung – Organisationales Lernen, Bd. 7, Reiner Hampp Verlag, München/Mehring.

Konrad E. (2011) Management von Vielfalt als unternehmerische Herausforderung
und ethische Verpflichtung, WISO, Jg. 34, Nr. 3, S. 173–188.

Prieto L. C., Phipps S. T., Osiri J. K. (2009) Linking Workplace Diversity To Organizational Performance: A Conceptual Framework, Journal of Diversity Management, Vol. 4, No. 4, pp. 13–21.

Rosken A. (2010) Diversity Management in Organisationen, Organisationsberatung,
Supervision, Coaching, Nr. 17, S. 167–180.

Schulz A. (2009) Strategisches Diversitätsmanagement, Unternehmensführung im
Zeitalter der kulturellen Vielfalt, 1. Aufl., Gabler Verlag, Wiesbaden.

6.4   Leitfragen

Leitfragen Teil A

- Wie ist aktives Diversitätsmanagement definiert?
- Welche Zielsetzungen bei der Implementierung von Diversitätsma-
  nagement gibt es?
- Was kann eine erfolgreiche Implementierung behindern?
- Welchen Einfluss hat die Führungsebene bei der Implementierung von
  Diversitätsmanagement?
- Wie kann ein aktives Diversitätsmanagement gemanagt werden?
- Welche Vorteile hat die Realisierung eines aktiven Diversitätsmanage-
  ments?
- Welchen Wert besitzt aktives Diversitätsmanagement?
- Was kann zusammenfassend zum aktiven Diversitätsmanagement fest-
  gehalten werden?

Leitfragen Teil B

- Welche Rolle spielt die diversitätsbewusste Personalentwicklung im
  Krankenhaus?
- Welche Maßnahmen zur diversitätsbewussten Personalentwicklung
  sind relevant?
- Was ist bei der diversitätsbewussten Personalentwicklung zu berück-
  sichtigen?
- Welche Bedeutung besitzen Mentoring und Coaching im Krankenhaus?
- Was genau ist Mentoring?
- Wie ist Coaching definiert?
- Welche Gemeinsamkeiten bestehen zwischen Mentoring und Coaching?
- Welche Vorteile bieten Mentoring und Coaching?
- Was bleibt festzuhalten zur diversitätsbewussten Personalentwicklung?

Leitfragen Teil C

- Was sind die Voraussetzungen für Diversitätsmanagement im Krankenhaus?
- Wo sollte Diversitätsmanagement angesiedelt werden?
- Was bedeutet Implementation von Diversitätsmanagement?
- Welche Modelle zur Implementierung von Diversitätsmanagement bestehen?
- Was kostet die Implementation von Diversitätsmanagement?
- Welches Vorgehen bei der Implementierung ist effizient?
- Welche Funktion erfüllt Diversitätsmanagement im Krankenhaus?
- Wie lässt sich die Dynamik beim Diversitätsmanagement einschränken?
- Welche Faktoren für eine erfolgreiche Implementierung gibt es?
- Wie kann der Einsatz der Implementationsfaktoren gewährleistet werden?

7 Steuern & Kontrollieren

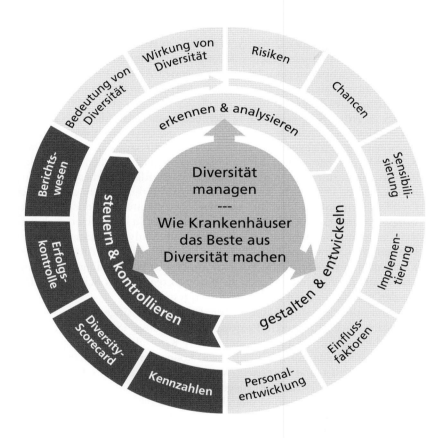

7.1 Kennzahlen zum Management der personellen Vielfalt

Kennzahlen, die zur Steuerung eines Krankenhausunternehmens eingesetzt werden, müssen sich an den Unternehmenszielen orientieren. Damit formulierte Unternehmensziele durch Kennzahlen erreicht werden, sind diese zu operationalisieren, um den Zielerreichungsgrad zu messen. Operationalisierung heißt in diesem Zusammenhang, Kennzahlen soweit zu konkretisieren, dass Mitarbeiter im Krankenhaus ihr Handeln daran ausrichten können (Gladen 2008, S. 178). Wie in Abschnitt 3.1 dargestellt, müssen operationalisierte Ziele eindeutig nach Zielinhalt, Zielausmaß und Zielbezug beschrieben sein. Die nachfolgenden Abschnitte beziehen sich auf die Entwicklung von diversitätsbezogenen Kennzahlen und Kennzahlensystemen zur Zielerreichung.

Was sind Kennzahlen? Der Begriff »Kennzahl« ist in der betriebswirtschaftlichen Literatur unterschiedlich beschrieben. Laut Schott stellen Kennzahlen Verhältniszahlen mit betriebswirtschaftlich relevanter Aussage dar (Schott 1988, S. 19). Meyer hingegen versteht unter betriebswirtschaftlichen Kennzahlen Zahlen, die Informationen über betriebswirtschaftliche Tatbestände beinhalten (Meyer 1994, S. 1). Eine andere Begriffsbestimmung findet sich bei Preißler: Kennzahlen sind ein unverzichtbares unternehmerisches Führungsinstrument, um die Gesamtzusammenhänge in einem Unternehmen sichtbar zu machen und sie sind das wichtigste Analyseinstrument zur Erkennung von Schwachstellen (Preißler 2008, S. 4). Alle drei Autoren sehen Kennzahlen als wichtiges Instrument, um Fragen zur Planung, Steuerung und Kontrolle im Unternehmen zu beantworten. Neben Schwachstellen werden von Kennzahlen auch Stärken dargestellt.

Welche Aufgaben erfüllen diversitätsbezogene Kennzahlen? Kennzahlen geben Auskunft über Fakten, Vorgänge, Entwicklungstendenzen, Ziele, Strukturen, Prozesse und Ergebnisse (Schott 1988, S. 19). Kennzahlen können in absolute und relative Kennzahlen untergliedert werden. Absolute Kennzahlen (Grundzahlen) können unabhängig von anderen Zahlen betrachtet und dargestellt werden (Preißler 2008, S. 12). Relative Kennzahlen (Verhältniszahlen) hingegen geben eine Situation, einen Sachverhalt oder einen Prozess nur indirekt wieder. Gebildet werden sie aus dem Quotienten zweier absoluter Zahlen (Gladen 2008 S. 18). Absolute und relative Kennzahlen finden sich in allen betriebswirtschaftlich relevanten Bereichen (z. B. Finanzmanagement und Personalmanagement). Kennzahlen, die Veränderungen verfolgen und den Zeitbezug beinhalten, können differenziert werden in: (1) zeitpunktbezogene, (2) intervallbezogene und (3) kontinuierliche Kennzahlen (Schott 1988, S. 24). Zeitbezogene Kennzahlen nehmen Bezug auf zeitliche Veränderungen und werden durch verschiedene Entwicklungen im Krankenhaus beeinflusst. Intervallbezogene Kennzahlen werden in periodischen Abständen ermittelt. Beeinflusst werden sie unmittelbar durch wirtschaftliche Umbrüche in einem Krankenhaus (z. B. Öffnung einer neuen Krankenhausabteilung). Kontinuierliche Kennzahlen beschreiben den Verlauf von personenbezogenen Veränderungen im Hinblick auf Strukturen und Ergebnisse. Neben dieser Kennzahlenklassifizierung bestehen weitere in der Literatur (vgl. zu den Arten betriebswirtschaftlicher Kennzahlen Meyer 1994, S. 6 und S. 11). Gemeinsam ist allen Klassifizierungen, dass sie verschiedene betriebswirtschaftliche Gesichtspunkte aufgreifen.

Kennzahlen erfüllen vielfältige Aufgaben. Einerseits werden aus der großen Anzahl an Informationen die relevanten herausgefiltert und andererseits verschiedene Situation im Krankenhaus objektiv aufgezeigt (Preißler 2008, S. 3). Beim Diversitätsmanagement spielen personenbezogene Kennzahlen eine große Rolle. Sie geben Informationen über die aktuelle Belegschaft, die personelle Dynamik im Krankenhaus, die Position im Wettbewerb, die Aufstellung im Vergleich zur Konkurrenz, die personelle Flexibilität und die personellen und unternehmerischen Zielsetzungen wieder. Sie sind stark verdichtet und erfassen und berichten über einen Sachverhalt in konzentrierter Form (Gladen 2008, S. 12). Die Verdichtung von Kennzahlen ist dabei in quantitativer und qualitativer Hinsicht möglich.

Wozu benötigt ein Krankenhaus Kennzahlen?

Bei der Bildung von aussagekräftigen diversitätsbezogenen Kennzahlen sind nach Meyer folgende Charakteristika zu berücksichtigen (Meyer 1994, S. 24 ff.): (1) Zweckeignung, (2) Genauigkeit, (3) Aktualität und (4) Kosten-Nutzen-Relation. Zweckeignung bedeutet nichts anderes, als dass die Kennzahl Informationen beinhalten soll, um eine Problemstellung zu lösen. Genauigkeit beschreibt den Grad der Zielgerichtetheit, d. h., dass der Informationsgehalt der Kennzahl nachvollziehbar und überprüfbar sein sollte. Die Aktualität bezieht sich auf die Zeitnähe bei der Ermittlung und die zeitnahe Zustellung der Kennzahlen an das Management zur Entscheidungsfindung. Die Kosten-Nutzen-Relation kennzeichnet den Vergleich von Kosten und Nutzen in Geldeinheiten, damit Aussagen zur Rentabilität getroffen werden können. Es bleibt festzuhalten, dass die drei Charakteristika Zweckeignung, Genauigkeit und Aktualität die Informationsqualität von Kennzahlen und Kennzahlensystemen bestimmen (Meyer 1994, S. 29 und S. 59).

Wie können aussagekräftige Kennzahlen gebildet werden?

Im Krankenhaus dienen diversitätsbezogene Kennzahlen als Informationsquelle. Sie bilden die Grundlage für betriebswirtschaftliche Entscheidungen. Um Kennzahlen mit einem Kennzahlensystem im Krankenhaus zu erfassen, sind laut Preißler, folgende Ablaufschritte zu berücksichtigen (Preißler 2008, S. 8): Im ersten Schritt sind Ziele zu definieren. Auf Grundlage der Ziele sind Kennzahlen zu bilden. In einem weiteren Schritt sind betreffende Analysebereiche festzulegen. Damit die Kennzahlen bei den Analysebereichen gleichwertig ermittelt werden, ist eine einheitliche Datenerfassung sicherzustellen. Der Zeitpunkt der Erhebung ist zu erfassen. Im nächsten Schritt sind die Verantwortlichkeiten und Zuständigkeitsbereiche bei den Mitarbeitern bzw. Entscheidungsträgern abzuklären. Der letzte Schritt beinhaltet die Aufbereitung der Kennzahlen, damit das weitere Vorgehen von Entscheidungsträgern festgelegt werden kann.

Wie können diversitätsbezogene Kennzahlen im Krankenhaus eingeführt werden?

Weber differenziert bei personenbezogenen Kennzahlen, die im Diversitätsmanagement relevant sind, zwischen weichen und harten Faktoren (Weber 2001, S. 24 ff. und S. 126). Während weiche Faktoren sich nicht so einfach erfassen und beurteilen lassen, können harte Faktoren leichter erfasst und beurteilt werden. Die Gewichtung von weichen Faktoren ist schwierig, da diese subjektiven Einflüssen unterliegt. Tabelle 7.1 zeigt beispielhaft verschiedene weiche und harte Faktoren die in der Praxis Anwendung finden.

Weiche Faktoren	Harte Faktoren
• Kenntnisse und Fähigkeiten der Mitarbeiter • Bildungsstand der Mitarbeiter • Arbeitsklima, Motivation, Loyalität • Kompetenz der Führungskräfte • Mitarbeiterzufriedenheit • Unternehmenskultur	• Fehlzeitenquote • Fluktuationsquote • Verfügbarkeitsquote • Anzahl der Schulungsstunden pro Mitarbeiter • Anzahl der Kündigungen • Ausgaben für Weiterbildung

Wozu dienen Kennzahlensysteme?

Da einzelne diversitätsbezogene Kennzahlen nur eine geringe Aussagekraft haben und zu falschen Entscheidungen führen können, sollte ein Kennzahlensystem erstellt werden. Mit einem Kennzahlensystem können die Erfolgsfaktoren bestimmt werden, die maßgeblich für den Erfolg beim Diversitätsmanagement verantwortlich sind. Der Erkenntniswert von Kennzahlen kann deutlich gesteigert werden, wenn das Kennzahlensystem strukturiert und widerspruchsfrei ist (Preißler 2008, S. 17). Zu berücksichtigen ist, dass ein diversitätsbezogenes Kennzahlensystem so zu erstellen ist, dass es in möglichst vielen Krankenhausbereichen angewendet werden kann. Die sinnvolle Verknüpfung von Kennzahlen in einem ausgewogenen und übersichtlichen Kennzahlensystem ist wichtig, um sachlich sinnvolle Beziehungen im Unternehmen zu beschreiben (zu Architektur von Kennzahlensystemen vgl. Gladen 2008, S. 93 ff., Schott 1988, S. 289). Abbildung 7.1 gibt einen Überblick über verschiedene Berufsgruppen im Krankenhaus, denen diversitätsbezogene Kennzahlen alleine oder gemeinsam zugeordnet werden können.

Abb. 7.1:
Steuerung der personellen Diversität durch ein diversitätsbezogenes Kennzahlensystem. Quelle: Eigene Darstellung.

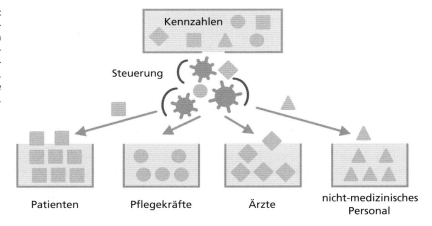

Patienten   Pflegekräfte   Ärzte   nicht-medizinisches Personal

Welche Anforderungen sind an Kennzahlen zu stellen?

Die Anforderungen an Kennzahlen und die inhaltliche Ausgestaltung eines Kennzahlensystems erfordert die Betrachtung aus einer Vielzahl von

Perspektiven. Kennzahlen sind häufig vergangenheits- und gegenwartsorientiert und stellen genauso wie zukunftsorientierte Kennzahlen eine Momentaufnahme dar. Beim Diversitätsmanagement sollten alle drei Perspektiven mit ins Kennzahlensystem einbezogen werden. Denn erst durch die Aussagen aller drei Perspektiven und die eindeutige Definition einer Kennzahl können Zusammenhänge und Abhängigkeiten umfassend dargestellt werden (Schrott 1988, S. 31). Bei der Messung ist darauf zu achten, dass Kennzahlen auch das messen, was gemessen werden soll (Preißler 2008, S. 25). Der Einsatz von Kennzahlen hängt von festgelegten Zielen im Unternehmen ab, entsprechend ist der Einsatzbereich zu wählen. Im Einsatzbereich können Kennzahlen auf verschiedenen Komplexitäts- und Abstraktionsebenen betrachtet werden. Nicht vernachlässigt werden sollte dabei die Benutzerfreundlichkeit von Kennzahlen.

Personal- und diversitätsbezogene Kennzahlen sind nicht gleichzusetzen. Während personalbezogene Kennzahlen über Sachverhalte informieren und für personalwirtschaftliche Entscheidungen herangezogen werden, sind diversitätsbezogene Kennzahlen für diversitätswirtschaftliche Entscheidungen nützlich und umfassen ein breiteres Spektrum. Ferner ist zu berücksichtigen, dass sich mit diversitätsbezogenen Kennzahlen weniger quantitative als vielmehr qualitative Aspekte im Unternehmen analysieren und bewerten lassen. Diversitätsbezogene Kennzahlen beziehen sich auf alle Personen und Personengruppen, aber auch auf das Unternehmen mit seinen internen und übergreifenden Aufgabenbereichen. In Tabelle 7.2 sind wichtige Personalkennzahlen dargestellt, die zum Diversitätsmanagement mit herangezogen werden können.

> Welche diversitätsbezogenen Personalkennzahlen sind relevant?

Personalkennzahlen		
Kennzahl	**Ermittlung**	**Erklärung**
Kranken-stand	=Zahl der Krankheitstage insgesamt/ Zahl der tariflichen Arbeitstage	Ermittelt den Anteil ausgefallener Arbeitszeit durch Krankheit und ist gleichzeitig ein Indikator für gesundheitliche Gefahren am Arbeitsplatz sowie für das Betriebsklima.
Personal-fluktuation	=Zahl der Austritte innerhalb eines Jahres/Zahl der Mitarbeiter insgesamt	Indikator für Mitarbeiterzufriedenheit/ unzufriedenheit und Qualität der Personalakquisition. Zu berücksichtigen ist, dass eine hohe Fluktuation auch einen Kostenfaktor darstellt.
Auszubil-denden-anteil	=Zahl der Auszubildenden/Zahl der Vollzeit-Arbeitsplätze	Ermittelt die Regenerationsfähigkeit des Unternehmens mit eigenem Personal.
Mitarbeiter-treue	=durchschnittliche Beschäftigungsdauer (bezogen auf Vollzeit-Mitarbeiter)	Indikator für die Mitarbeiterzufriedenheit und das Maß an firmenspezifischem Know-how der Mitarbeiter.

Tab. 7.2: Personalkennzahlen im Krankenhaus
Quelle: Darstellung in Anlehnung an Preißner (2005, S. 211), Preißler (2008, S. 195 ff.), Klingler (2010, S. 38 ff.), Mayer (1994, S. 92), Weber (2001, S. 122 ff).

Personalkennzahlen		
Kennzahl	**Ermittlung**	**Erklärung**
Personal-kostenan-teil	=Personalkosten/ Gesamtkosten	Gibt den Anteil der Personalkosten an den Gesamtkosten an. Auch als Personal-intensität bezeichnet.
Mitarbeiter-zufrieden-heit	Mitarbeiter-befragung bzw. Anteil der zu-friedenen Mitar-beiter	Wegen des hohen Aufwands und me-thodischer Fragen schwer zu ermitteln. Gilt u. a. als Maß für die Motivation und Führungsqualität. Ist eine Voraussetzung für die Erzielung von Kundenzufrieden-heit.

Weitere relevante Kennzahlen sind z. B.: Mitarbeiterstruktur, Altersstruktur, Betriebszugehörigkeitsstruktur, Personalzugang und seine Struktur, Arbeits-zeitstruktur, Abwesenheitsstruktur, Personalaufwandsstruktur, Leistungen bezogen auf Personalaufwand, Unfallhäufigkeitsrate, Verbleibensquote, Per-sonalkostenintensität, Mitarbeitereffektivität, Entscheidungseffizienz, Kenn-zahlen der Aus- und Weiterbildung, Kennzahlen zum Ideenmanagement, Be-hindertenanteil, Frauenanteil und Qualifikationsstruktur.

Auf welche Weise las-sen sich Kennzahlen vergleichen?

Vergleiche mit Kennzahlen heben Unterschiede und Gemeinsamkeiten her-vor. Die Grundlage für Kennzahlenvergleiche bieten Kennzahlen, die von Mitarbeitern zu erheben sind. Für den innerbetrieblichen- und zwischen-betrieblichen Vergleich können Kennzahlen herangezogen werden. Wäh-rend für innerbetriebliche Vergleiche die Daten im Krankenhaus gewonnen werden, werden bei zwischenbetrieblichen Vergleichen die Daten von zwei Unternehmen gewonnen und für einen Vergleich bereitgestellt. Vergleiche haben große Bedeutung für die Planung, Kontrolle und Steuerung. Laut Weber bestehen für den innerbetrieblichen Vergleich drei Möglichkeiten, einen Vergleich durchzuführen (Weber 2001, S. 29, Preißler 2008, S. 30, Preißner 2005, S. 198): (1) sachliche Vergleiche (Leistungsvergleiche), (2) zeitliche Vergleiche und (3) Soll-Ist-Vergleiche. Bei sachlichen Vergleichen werden Daten von z. B. zwei Personen oder zwei Fachabteilungen (Kardio-logie und Herzchirurgie) verglichen. Durch den Vergleich lässt sich bspw. die Mitarbeiterproduktivität oder die Produktivität einer Fachabteilung dar-stellen und eine Aussage zur Diversität der Mitarbeiter treffen. Bei zeitlichen Vergleichen werden Daten zu verschiedenen Sachverhalten aus ver-schiedenen Zeiträumen gegenübergestellt. Es können Aussagen zu Über- oder Unterschreitungen von Zielsetzungen im Diversitätsmanagement ge-macht werden. Und bei den Soll-Ist-Vergleichen werden geplante Werte mit bestehenden und tatsächlichen Werten verglichen. Es wird aufgezeigt, wo Schwachstellen beim Diversitätsmanagement liegen, auf die mit geeigneten Maßnahmen dann reagiert werden kann.

Worauf ist bei zwi-schenbetrieblichen Kennzahlvergleichen zu achten?

Bei zwischenbetrieblichen Vergleichen ist dafür zu sorgen, dass die Da-ten von zwei Unternehmen vergleichbar sind und auch auf der gleichen Berechnungsmethode beruhen. Werden geschätzte und vorkalkulierte Größen verwendet, sind diese zu kennzeichnen. Zu berücksichtigen ist beim

Vergleich der Diversität zwischen zwei Häusern auch immer die Größe der Vergleichsgruppe. Die Größe ist für die Aussagekraft entscheidend. Ferner sollte auf die Homogenität der Vergleichsgruppe geachtet werden. Homogenität bedeutet, dass nur gleiche Bereiche, Strukturen und Prozesse den besten Vergleichsmaßstab darstellen. Werden die Hinweise bei Vergleichsprojekten berücksichtigt, können Aussagen mit hoher Aussagekraft getroffen werden. Vergleiche führen bei der Planung dazu, dass Probleme dargelegt werden können. Bei der Steuerung kann dann entsprechend auf eine Abweichung reagiert werden. Bei der Kontrolle können durchgeführte Handlungen dann überprüft und mit den festgelegten Vorgaben verglichen werden (Weber 2001, S. 30).

Die Zusammenstellung von Kennzahlen zu einem Kennzahlensystem muss strukturiert erfolgen. Quantitative Kennzahlen alleine reichen nicht aus, um eine Situation zu beschreiben. Qualitative Kennzahlen sind hinzuzuziehen, damit eindeutig beschrieben werden kann, durch welche Maßnahmen ein Ziel erreicht wurde. Für Mitarbeiter müssen quantitative und qualitative Kennzahlen verständlich sein. Nur wenn Kennzahlen verständlich und klar sind, kann der betriebliche Alltag systematisch geplant, gesteuert und kontrolliert werden. Neben der Einbeziehung von Kennzahlen ist darauf zu achten, dass Messverfahren eingesetzt werden, die nicht so fehleranfällig und aufwendig sind. Prinzipiell gilt, es sollten nur Kennzahlen verwendet werden, bei denen der für die Ermittlung notwendige Aufwand nicht größer ist als der durch sie gewonnene Nutzen. Beim Umgang mit Kennzahlen sind zudem kontinuierliche Verbesserungsprozesse mit zu institutionalisieren, damit Kennzahlen angepasst, präzisiert und weiterentwickelt werden. Die Konsistenz der Vergleichbarkeit ist zu gewährleisten. Es sind Kennzahlen zu verwenden, die vorzeitige Eingriffe und Maßnahmen in betriebliche Abläufe ermöglichen. Kennzahlen sollten dabei immer einen kausalen Zusammenhang zu den festgelegten Zielen aufweisen. Zusammenhänge sollten durch eine möglichst kleine Anzahl von Kennzahlen vermittelbar sein. Grundlage für Kennzahlen bildet immer die Unternehmensstrategie, die auf ein Ziel ausgerichtet ist. Zu berücksichtigen ist, dass ein Krankenhaus mit seiner personellen Vielfalt und dem Diversitätsmanagement ein komplexes dynamisches System ist und durch ein diversitätsbezogenes Kennzahlensystem nur ein Ausschnitt aus der Wirklichkeit erfasst werden kann.

Was lässt sich zusammenfassend zu Kennzahlen konstatieren?

Literatur

Gladen W. (2008) Performance Measurement, Controlling mit Kennzahlen, 4. Aufl., Gabler Verlag, Wiesbaden.

Klingler U. (2010) 100 Personalkennzahlen, cometis publishing, Wiesbaden.

Meyer C. (1994) Betriebswirtschaftliche Kennzahlen und Kennzahlen-Systeme, 2. erweiterte und überarbeite Aufl., Schäffer-Poeschel Verlag, Stuttgart.

Preißner A. (2005) Praxiswissen Controlling; Grundlagen, Werkzeuge, Anwendungen, 4. vollständig überarbeitete Aufl., Hanser Verlag, München.

Preißer P. R. (2008) Betriebswirtschaftliche Kennzahlen; Formeln, Aussagekraft, Sollwerte, Ermittlungsintervalle, Oldenbourg Verlag, München.

Schott G. (1988) Kennzahlen, Instrument der Unternehmensführung, 5. völlig neubearbeitete Aufl., Forkel-Verlag, Wiesbaden.

Weber M. (2001) Kennzahlen, Unternehmen mit Erfolg führen; Das Entscheidende erkennen und richtig reagieren, 2. Aufl., Haufe Verlag, Planegg.

7.2 Steuerung mit der Diversity-Scorecard

Wo hat die Diversity-Scorecard ihren Ursprung?

Die klassische Balanced Scorecard wurde von Kaplan und Norton 1992 entwickelt (Kaplan/Norton 1992, Kaplan/Norton 2007, Sobhani 2009, S. 113, Schmidt 2010, S. 3) und stellt ein Instrument zur praktischen Umsetzung von Unternehmensstrategien und Unternehmenszielen dar (Reinspach 2011, S. 178). In den letzten Jahren wurde die Balanced Scorecard in verschiedenen Dienstleistungsbereichen im Krankenhaus eingesetzt (Bienert 2004, S. 34 ff., Busse/Schreyögg/Tiemann 2010, S. 344 ff.). Sie besteht aus vier Betrachtungsperspektiven die ein Gleichgewicht bilden und miteinander in Beziehung stehen: Finanzen (1), Kunden (2), interne Geschäftsprozesse (3) und Lernen und Entwicklung (4). Abbildung 7.2 gibt einen zusammenfassenden Überblick zur Balanced-Scorecard. Die Finanzperspektive gibt einen Überblick über die wirtschaftlichen Konsequenzen, die sich durch Aktivitäten ergeben (Busse/Schreyögg/Tiemann 2010, S. 345). Bei der Kundenperspektive werden die Bereiche berücksichtigt, in denen eine Krankenhausorganisation mit Kunden in Verbindung steht und versucht, die Kundenerwartungen zu erfüllen. In der Prozessperspektive werden die kritischen Prozesse der Leistungserstellung betrachtet (Reinspach 2011, S. 179 ff.). Die Lern- und Entwicklungsperspektive umfasst die Infrastruktur für langfristiges Wachstum und Fortschritt. Für jede Perspektive können Kennzahlen entwickelt werden. Somit kann für ein Krankenhaus ganz individuell ein Kennzahlensystem für alle vier Perspektiven aufgebaut werden (Schmola 2008, S. 36, Schlüchtermann 2013, S. 383). Das Kennzahlensystem dient dem Management zur Information und Überwachung, um das weitergehende Handeln in Hinblick auf Vision, Strategie und operativer Geschäftsplanung festzulegen. Mit der Scorecard lassen sich Erfolgspotenziale planen und Erfolge messen.

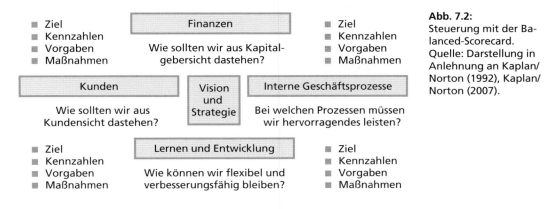

Abb. 7.2:
Steuerung mit der Ba-
lanced-Scorecard.
Quelle: Darstellung in
Anlehnung an Kaplan/
Norton (1992), Kaplan/
Norton (2007).

Auf Grundlage der Balanced Scorecard von Kaplan und Norton hat Hubbard (Hubbard 2004) die Diversity-Scorecard entwickelt. Die Diversity-Scorecard beschäftigt sich im Allgemeinen ebenfalls mit der praktischen Umsetzung von Unternehmensstrategien. Im Speziellen beschäftigt sie sich mit der Zunahme, dem Umgang und Management und dem Ergebnis von personeller Vielfalt im Krankenhaus. Zu berücksichtigen sind hierbei die Wertschätzung und die aktive Nutzung und Förderung von personeller Vielfalt zur Steigerung des Unternehmenserfolges (Schmidt 2010, S. 1). Weiterhin verbinden sich in der Diversity-Scorecard Unternehmensaktivitäten von personen- und organisationsbezogenem Blickwinkel. Um Wettbewerbsvorteile in diesem Umfeld zu erzielen, muss die Erfolgswirksamkeit regelmäßig überprüft werden. Die Krankenhausorganisation muss sich fragen, ob die festgelegte Strategie erfolgreich ist, ob die Umsetzung einer Strategie planmäßig erfolgt und ob die getroffenen Unternehmensentscheidungen sich an der Strategie ausrichten (Busse/Schreyögg/Tiemann 2010, S. 345). Ein Krankenhaus, das seine Zielsetzungen im Diversitätsbereich kennt, kann diese auch besser umsetzen.

Wozu dient die Diver-
sity-Scorecard?

Die vier Betrachtungsperspektiven von Hubbard orientieren sich an den klassisch aufgestellten Perspektiven und wurden für den Umgang mit sowie das Management von personeller Vielfalt spezifiziert. Zu den Perspektiven zählen (Schefzig 2013, S. 76 ff.; Haider 2013, S. 278 ff.; Schefzig/Pauser 2007, S. 64 ff.): Zugänglichkeit (1), (Ein-)Bindung (2), Organisationale Lernfähigkeit (3), Würdigung besonderer Leistungen (4). Mittels der vier Perspektiven sollen die strategischen Ziele umgesetzt werden. Entscheidungsträger haben die Aufgabe, die Inhalte der Perspektiven (Ziele, Kennzahlen, Vorgaben und Maßnahmen) so miteinander zu verdichten, dass aussagekräftige Informationen geliefert werden (Schmidt 2010, S. 6). Die Perspektiven der Diversity-Scorecard sind nicht losgelöst von den Perspektiven der ursprünglichen Balanced Scorecard zu sehen, denn das oberste Ziel einer Unternehmung ist die Sicherung des Unternehmenserfolges. Daher spielt gerade in Krankenhausorganisationen die Finanzperspektive eine herausragende Rolle (Schmola 2008, S. 36, Herr-

Welche Sichtweisen
bestehen in der Diver-
sity-Scorecard?

mann-Pillath 2009, S. 15 ff.), da sie den Einsatz von Diversität und Diversitätsmanagement auf wirtschaftlicher Basis rechtfertigen kann.

Welche Rolle spielt Diversität in den einzelnen Betrachtungsperspektiven?

Für jede Beachtungsperspektive der Scorecard können Diversitätsfragen formuliert werden, die für eine Krankenhausorganisation relevant sind (es folgt eine ausgewählte beispielhafte Zusammenstellung von Fragen zu den einzelnen Perspektiven aus Schmidt 2010, S. 9). Bei der Finanzperspektive sind bspw. folgende Fragestellungen zu berücksichtigen: Welche Erfolge lassen sich durch Wertschätzung von Vielfalt erreichen? Welche Kosten produziert das Nichteinführen bzw. ein unzureichendes Diversity Management? Wie viel soll in Diversitätsmaßnahmen investiert werden? Kundenperspektive: Spiegelt die Vielfalt die Kundenstruktur wider? Welchen Beitrag leistet eine vielfältige Belegschaft zur Kundenzufriedenheit? Prozessperspektive: Welchen Beitrag leistet Diversität zur Verbesserung der Zusammenarbeit? Wie steigert Diversität die Kommunikation zwischen Mitarbeitern? Lern- und Entwicklungsperspektive: Wird die Diversität bei der Personalrekrutierung berücksichtigt? Wie wird durch Diversität die Leistungsfähigkeit der Mitarbeiter erhöht? Welche Weiterbildungsmaßnahmen sind erforderlich? Nutzt das Unternehmen die Potenziale von jungen und alten Mitarbeitern? Die Auswahl Fragestellungen zeigt, dass das Thema »Diversität« eine enorme Bedeutung für eine Krankenhausorganisation einnehmen kann.

Wie kann eine Diversity-Scorecard konstruiert werden?

Die Einführung und Anwendung einer Divesity-Scorecard im Krankenhaus umfasst mehrere Schritte (Busse/Schreyögg/Tiemann 2010, S. 344 ff.). Zu Beginn ist im ersten Schritt die strategische Grundausrichtung und Zielsetzung der Scorecard anhand einer Vision, die den Mitarbeitern zuvor vermittelt wurde, festzulegen. Im zweiten Schritt sind Kennzahlen zu finden und Vorgaben zu setzen (Schlüchtermann 2013, S. 387). Im dritten Schritt sind verbindliche Maßnahmen abzuleiten. In einem weiteren Schritt sind Lernprozesse zu initiieren. Rückmeldungen von den Mitarbeitern oder erfasste Informationen aus dem Datenmanagementsystem sind einzuholen, um die Erreichung festgelegter Unternehmensziele zu überprüfen. Aus den ermittelten Abweichungen sind neue Vorgehensweisen zu diskutieren. Zur Umsetzung der strategischen Ziele ist die Strategie mit den Mitarbeitern zu binden, damit die Strategie umgesetzt werden kann. Für die Einführung und Anwendung der Scorecard im Krankenhaus ist ausreichend Zeit einzuplanen.

Welche Kennzahlen lassen sich aus der strategischen Unternehmensperspektive ableiten?

Eine unterschiedliche Anzahl von Kennzahlen ist für eine Scorecard zu finden. Statt Kennzahlen neu zu kreieren, sollten bereits vorhandene genutzt werden. Es sollte bei der Anzahl der Kennzahlen ein Gleichgewicht zwischen den verschiedenen Perspektiven der Diversity-Balanced-Scorecard bestehen. Die Kennzahlen sind individuell auf die Situation im Anwendungsfall abzustimmen. Zum Einsatz in der Diversity-Scorecard können monetäre und nicht-monetäre, interne und externe, operative und strategische und qualitative und quantitative Kennzahlen kommen (Schmola 2008, S. 36). Die Kennzahlen sollten zukunftsorientiert sein und Erfolgstreiber darstellen. Ferner ist zu beachten, dass häufig nicht alle Kennzahlen im Zeitverlauf zu nennenswerten Veränderungen führen und erreichte Erfolge nur durch Befragungen ermittelt werden können. Insgesamt muss ein Kennzahlensystem übersichtlich und intuitiv verständlich sein (Schlüchtermann 2013, S. 388). Es ist an den individuellen Gegebenheiten der Krankenhausorganisation auszugestalten.

Die nachfolgende Diversity-Scorecard (▶ **Tab. 7.3**) zeigt Beispiele für die praktische Umsetzung der vier Betrachtungsperspektiven. Die Kennzahlen sind in regelmäßigen Abständen zu messen. Über die Ergebnisse und den aktuellen Grad der Zielerreichung sind die Mitarbeiter zu informieren.

Tab. 7.3:
Kennzahlen einer beispielhaften Diversity-Scorecard.
Quelle: Eigene Darstellung.

DIVERSITY-SCORECARD

(1) Finanzperspektive

Ziele	Kennzahlen	Vorgaben	Maßnahmen
Reduktion von Gerichtskosten in Antidiskriminierungsverfahren	Anteil Gerichtskosten	– 5 %	Diversity Trainings
Einsparungen bei diversitätsbasierter Rekrutierung	Anteil Rekrutierungskosten	– 20 %	Zielgruppenansprache in öffentlichen Stellenangeboten
Kosteneinsparung bei Trainingskosten	Return of Investment für Diversity Trainings	– 10 %	Personalbindung durch Mitarbeiterzufriedenheit

(2) Kundenperspektive

Ziele	Kennzahlen	Vorgaben	Maßnahmen
Steigerung der Kundenzufriedenheit bei Kunden mit Migrationshintergrund	Anteil Weiterempfehlungen	1 Weiterempfehlung pro Kunde	Verbesserung der Kundenansprache
Erhöhung Kundenanteil in einer ethnischen Gruppe	Zusammensetzung Neukundenanteil nach Gruppen	15 % Neukundenanteil	Gezielte Ansprache durch Informationsmaterialien
Verbesserung der Patientenorientierung	Anteil der Patientenzufriedenheit	Steigerung um 20 %	Diversity Trainings

(3) Prozessperspektive

Ziele	Kennzahlen	Vorgaben	Maßnahmen
Mitarbeiterzufriedenheit erhöhen	Krankenstand	< 5 %	Wertschätzung durch Personalmanagement

Tab. 7.3:
Kennzahlen einer bei-
spielhaften Diversity-
Scorecard
– Fortsetzung

DIVERSITY-SCORECARD			
Steigerung der internen Flexibilität	Anteil der Job-Rotationen	2 Rotationen pro Jahr	Diversity Training
Interdisziplinäre multikulturelle Zusammenarbeit	Anzahl inter- disziplinärer multikultureller Projekte	mindestens ein Projekt pro Abteilung	Drittmittel für Pro- jekte zur Verfügung stellen

(4) Perspektive Lernen und Entwicklung

Ziele	Kennzahlen	Vorgaben	Maßnahmen
Qualifizierung der Mitarbeiter zum Thema »Diversität«	Prozentsatz wei- tergebildeter Mitarbeiter	50 %	Mitarbeitergespräche und Mitarbeiter Coaching
Verbesserung der Bilingualität	Anteil an Sprachen	2 Sprachen pro Mitarbeiter	Sprachschulungen
Innerbetriebliches Vorschlagswesen für multikulturelle Teams	Anzahl von Verbesserungs- vorschlägen	1 Vorschlag pro Monat	Neues Anreizsystem zur Motivations- steigerung

**Wofür kann die Diver-
sity-Scorecard genutzt
werden?**

Die standardisierte Diversity-Scorecard für die gesamte Krankenhaus-organisation kann auch auf Abteilungsebene für verschiedene Fragestel-lungen zur personellen Vielfalt eingesetzt werden. Es lassen sich so gesehen organisationsbezogene als auch abteilungsbezogene Diversitätsziele von Führungskräften in Angriff nehmen und verwirklichen. In Abteilungen erleichtert die Scorecard die Kommunikation von Strategien und Zielen. Die Scorecard ermöglicht einen Vergleich von IST- und SOLL-Zustand. Auf dieser Basis besteht die Möglichkeit, einen personellen und organisa-tionalen Wandel herbeizuführen (Bensimon 2004, S. 46). Entsprechend können gezielt Maßnahmen zur Zielerreichung eingeleitet werden, die auf der Erfolgsmessungen beruhen.

**Ist Diversitätsmanage-
ment mit der Diversity-
Scorecard möglich?**

Die Scorecard beinhaltet Maßnahmen zum Schutz von Minderheiten und Benachteiligten. Beispielsweise können Maßnahmen für Frauen, ältere Mitarbeiter und für Mitarbeiter mit Migrationshintergrund einfließen. Sie unterstützt ein Krankenhaus bei der Zielbildung und der Strategie-formulierung, zudem können Erfolgstreiber beim Management der perso-nellen Vielfalt identifiziert werden. Es genügt aus Unternehmenssicht nicht, die Diversität nur aus einer Perspektive zu betrachten, vielmehr müssen alle Perspektiven einer Scorecard miteinander in Beziehung gesetzt werden. Nur die ganzheitliche Betrachtung von Ursachen- und Wir-kungszusammenhängen trägt dazu bei, dass Unternehmensziele messbar und umsetzbar sind (Kaiser 2004, S. 22).

Die Diversity-Scorecard erlaubt die ganzheitliche Betrachtung betrieblicher Wirkzusammenhänge, da sie vier Betrachtungsperspektiven gegenübergestellt und Entwicklungen sichtbar macht. Es können in jeder Betrachtungsperspektive unterschiedliche Kennzahlentypen angewendet werden (Schmola 2008, S. 36; Schlüchtermann 2013, S. 384 f.). Die Kennzahlen der Scorecard können zeitnah durch Kontrolle und Planung überprüft (Reinspach 2011, S. 178), nicht umgesetzte Ziele relativ schnell identifiziert werden. Entsprechende Maßnahmen zur Zielerreichung können eingeleitet werden. Durch die Berücksichtigung individuell entwickelter Kennzahlen wird die Berücksichtigung der Interessen verschiedener Entscheidungsträger im Zielerreichungsprozess vereinfacht. Zu den Nachteilen der Diversity-Scorecard zählt, dass die Sinnhaftigkeit strategischer Ziele nicht im Vorfeld bewertet wird. Daraus folgt, dass auch schlechte Strategien operationalisiert werden können (Sobhani 2009, S. 116). Ein weiterer Nachteil besteht in der Betrachtung von ausgewählten und entwickelten Kennzahlen, was die Gefahr birgt, nur eingeengt zu denken. Andere Faktoren außerhalb der Scorecard werden häufig bei der Auswertung nicht mit berücksichtigt, was ebenfalls zu einer Verfälschung der Ergebnisse beitragen kann. Ferner wird sich in der Scorecard nur auf ausgewählte Perspektiven beschränkt, was zu einer starken Vereinfachung komplexer Zusammenhänge führt, die von dem realen Umfeld abweichen (Sobhani 2009, S. 116).

Welche Vor- und Nachteile hat die Diversity-Scorecard?

Die Diversity-Scorecard bietet sich als Instrument für eine ganze Reihe von Zielsetzungen an. Sie kann dazu beitragen Diversität auf den Unternehmenserfolg ausrichten. So kann eine krankenhausindividuelle Diversitätsstrategie entwickelt werden. Durch die Ergebnisse einer Diversitätsanalyse und eine damit verbundene Prioritätensetzung kann entschieden werden, in welcher Form Investitionen im Bereich Diversität zu tätigen sind. Es können Ziele, Maßnahmen und Erfolge für das gesamte Krankenhauspersonal sichtbar gemacht und transparent kommuniziert werden. Bestehende Diversitätsinitiativen können kontinuierlich verbessert und weiterentwickelt werden. Ferner kann quantifiziert werden, inwieweit einzelne Teilbeiträge zum Unternehmenserfolg beitragen.

Wie kann das Unternehmen von der Diversity-Scorecard profitieren?

Die Diversity-Scorecard ist ein Konzept zur Messung von Aktivitäten einer Krankenhausorganisation. Dabei richten sich die Aktivitäten an das Erreichen von der festgelegten Vision und den Strategien. Die Geschäftsführung kann so einen umfassenden Überblick über die Performance zu einem Untersuchungsbereich gewinnen. Entscheidungsträger werden für Schwachstellen und Gefahren sensibilisiert. Die Ergebnisse der Auswertung mit einer Scorecard sind nur so gut, wie die gewählten und eingesetzten Kennzahlen. Es kommt also auf den Einsatz relevanter und richtiger Kennzahlen an, um aussagekräftige Ergebnisse zu erzielen. Die Verknüpfung von kurz-, mittel und langfristigen strategischen Diversitätszielen in einer Krankenhausorganisation machen die Diversity-Balanced-Scorecard mit ihren Kennzahlen zu einem Frühwarnsystem.

Was lässt sich zusammenfassend für die Diversity-Scorecard konstatieren?

125

Literatur

Bensimon E. M. (2004) The Diversity Scorecard: A Learning Approach to Institutional Change, Change, Vol. 36, No. 1, pp. 44–52.

Bienert M. L. (2004) Marktorientierung und Strategiefindung, Ein Leitfaden für Gesundheitsunternehmen zur erfolgreichen Positionierung im Wettbewerb, ecomed Medizin Verlag, Landsberg/Lech.

Busse R., Schreyögg J., Tiemann O. (2010) Management im Gesundheitswesen, 2. Aufl., Springer Verlag, Heidelberg.

Haider M. (2013) Diversity-Management bei equalizent (Wien) – Wertschätzung von Vielfältigkeit als Strategie des kulturellen Wandels, In: Böhm S. A., Baumgärtner M. K., Dwertmann D. J. G. (Hrsg.) Berufliche Inklusion von Menschen mit Behinderung, Best Practices aus dem ersten Arbeitsmarkt, Berlin, S. 273–290.

Herrmann-Pillath C. (2009) Diversity Management und diversitätsbasiertes Controlling: Von der »Diversity Scorecard« zur »Open Balanced Scorecard«, Frankfurt School – Working Paper Series, No. 119, pp. 16–19.

Hubbard E. E. (2004) The Diversity Scorecard, Evaluating the Impact of Diversity on Organizational Performance, Oxford.

Kaiser E. (2004) Diversity – wie Unternehmen messbar profitieren, Wirtschaft & Weiterbildung, Jg. 2004, Nr. 11, S. 20–23.

Kaplan R. S., Norton D. P. (2007) Using the Balanced Scorecard as a Strategic Management System, Harvard Business Review, Vol. 74, No. 1, pp. 150–161.

Kaplan R. S., Norton D. P. (1992) The balanced scorecard measures that drive performance, Harvard Business Review, Vol. 70, No. 1, pp. 71–79.

Reinspach R. (2011) Strategisches Management von Gesundheitsbetrieben, Grundlagen und Instrumente einer entwicklungsorientierten Unternehmensführung, 2. Aufl., Lucius & Lucius Verlagsgesellschaft, Stuttgart.

Schefzig N., Pauser N. (2007) Die Praxis: Entwicklung und Anwendung der Diversity Scorecard von equalizent, In: Sandner D. (Hrsg.) Diversity, vom Nutzen der Vielfalt, Kompendium Diversity Management, Praxisbeispiele österreichischer Organisationen, 1. Aufl., diversityworks, Wien, S. 64–70.

Schefzig N. (2013) Die Diversity Score Card, In: Wladasch K., Liegl B. (Hrsg.) Vielfalt und Chancengleichheit im Betrieb, Ein Leitfaden für den Umgang mit Vielfalt und die Herstellung von Chancengleichheit in österreichischen Unternehmen, Wien, S. 73–79.

Schlüchtermann J. (2013) Betriebswirtschaft und Management im Krankenhaus, Grundlagen und Praxis, Medizinisch Wissenschaftliche Verlagsgesellschaft, Berlin.

Schmidt B. (2010) Diversity Management & Balanced Scorecard, Wirtschaftlichkeit - Kundenzufriedenheit – Mitarbeitermotivation, In: http://www.idm-diversity.org/files/infothek_schmidt_scorecard.pdf, Abrufdatum: 29.07.2013.

Schmola G. (2008) Schriften zum Krankenhausmanagement, Strategisches Krankenhausmanagement: Grundlagen und Konzepte, Dissertation.de – Verlag, Berlin.

Sobhani B. (2009) Strategisches Management, Zukunftssicherung für Krankenhaus und Gesundheitsunternehmen, Medizinisch Wissenschaftliche Verlagsgesellschaft, Berlin.

7.3 Kontrolle beim Diversitätsmanagement

Wie ist der Begriff diversitätsbezogenes Controlling definiert?

Controlling bedeutet im Allgemeinen die Beherrschung, Lenkung, Steuerung und Regelung von Prozessen und im Speziellen die betriebswirtschaftlich orientierte und fundierte Regelung von Erfolg, Finanzen,

Informationen, Normen, Prozessen, Strategien und Verhalten (Siller/ Grausam 2013, S. 44). Das Controlling unterstützt die Krankenhausführung beim Erreichen der diversitätsbezogenen Unternehmensziele. Zu den Zielen des Controllings im personellen Bereich gehören laut Küpper (1999, S. 203): (1) Systematische Gewinnung und Verarbeitung von Informationen zur Personalsteuerung, (2) Unterstützung der Planungs- und Entscheidungsprozesse des Personalwesens und (3) Effizienzüberprüfung der Personalarbeit. Zum Controlling personeller Diversität stehen vielfältige Instrumente zur Verfügung (siehe Diversity-Scorecard in Abschnitt 7.2, vgl. zu Maßnahmen und Instrumenten zum Management der Diversität auch Pfannstiel 2014, S. 381 ff.). Die Diversitätsinstrumente, die auf Kennzahlen basieren, werden zur Planung von Personalbedarf, -beschaffung, -einsatz, -abbau, -erhaltung und -entwicklung und zur Informationsgewinnung benötigt (Küpper 1999, S. 226, Lachnit/Müller 2006, S. 37, Breinlinger-O'Reilly/Krabbe 1998, S. 147 ff.).

Das Controlling kann verschiedenartig im Krankenhaus auf Personen angewendet werden. Einerseits auf die gesamte Belegschaft in Form von Personalcontrolling, andererseits auf die vielfältigen Unterschiede innerhalb der Belegschaft in Form von Diversitätscontrolling. Im Personalbereich wird das Controlling eingesetzt, um die Struktur und die Entwicklung des Personals zu verbessern. Im Diversitätsbereich besteht das Controlling, um die personelle Vielfalt im Krankenhaus und deren Interaktion zu optimieren und zu verbessern. Diversitätscontrolling kann eigenständig oder in Verbindung mit dem Personalcontrolling im Krankenhaus existieren. Der Vorteil von Diversitätscontrolling im Gegensatz zum Personalcontrolling besteht darin, dass Diversitätscontrolling den Erfolg innerhalb der Belegschaft aufgreift und ihn als strategischen Erfolgsfaktor ausbaut.

Welcher Unterschied besteht zwischen Personal- und Diversitätscontrolling?

Das diversitätsbezogene Handeln muss geprüft werden, um unerwünschte Abweichungen zu erkennen und zu korrigieren. Die Instrumente im Diversitätscontrolling sind recht vielfältig. Die Zielsteuerung bzw. Regelung ist letztlich durch den Eingriff in die Soll-Ist-Abweichung möglich und kann durch einen Controlling-Regelkreis beschrieben werden (Eschenbach/Siller 2011, S. 29). Ausgangspunkt der Regelung ist die Planung der Zukunft im Unternehmen und der einzelnen Teilbereiche. Es besteht der Versuch der Realisation, um die festgelegten diversitätsbezogenen Ziele zu erreichen. Durch die Ist-Erfassung können erzielte Ergebnisse ermittelt werden. Beim Vergleich mit den Soll-Kennzahlen können die Ergebnisse kontrolliert werden. Anschließend können Maßnahmen zur Ergebnis- oder Plananpassung vorgenommen werden. Die Zielsteuerung ist abhängig von den abgestimmten Zielen und Aktivitäten in horizontaler (funktionale Arbeitsteilung) und vertikaler Unternehmenssicht (hierarchische Arbeitsteilung). Um im Controlling gezielt handeln zu können sollte sich am Controlling-Regelkreis orientiert werden.

Wie können Unternehmensziele gesteuert werden?

Controllingaufgaben können beim Diversitätsmanagement durch vielfältige Personen wahrgenommen werden, dies liegt ganz in der organisationalen Ausgestaltung. Ist ein Diversitätsmanagement im Unternehmen vorhanden, werden häufig Controllingaufgaben von einem Diversitätsbe-

Wer ist verantwortlich für Controllingaufgaben im Unternehmen?

auftragten übernommen. Controlling beim Diversitätsmanagement setzt voraus, dass der Controller mit Personen zusammen und zielorientiert arbeitet, vorausschauend denkt und anpassungsfähig und anpassungsbereit ist. Das Controlling übernimmt nicht unmittelbar Führungsaufgaben, sondern ist der Unternehmensleitung untergeordnet (Lachnit/Müller 2006, S. 3). Es dient zur Wirkungsverbesserung im Unternehmen und zur Unterstützung u. a. bei der operativen und strategischen Zielbildung. Controller nehmen dabei z. B. folgende Aufgaben wahr: sie sorgen für Ergebnis-, Finanz-, Prozess- und Strategietransparenz, sie koordinieren Ziele und organisieren das Berichtwesen, sichern die Daten- und Informationsversorgung und pflegen das Controllingsystem (Lachnit/Müller 2006, S. 7).

Welche Vergleichs-formen bestehen im Controlling?

Beim Controlling (Controlling-Regelkreis) können Abweichungsanalysen in zwei verschiedene Richtungen vorgenommen werden. Einerseits kann die Planung überprüft werden, andererseits kann die tatsächlich realisierte Leistung untersucht werden. Beim Soll-Ist-Vergleich wird untersucht, warum es zu Abweichungen gegenüber dem Plan gekommen ist. Beim Ist-Soll-Vergleich wird untersucht, inwieweit sich die Realisation von der Planung entfernt hat. Tabelle 7.4 gibt einen Überblick zu verschiedenen Vergleichsdimensionen, die beim diversitätsbezogenen Controlling im Krankenhaus möglich sind. Zu berücksichtigen ist, dass bei Vergleichen von Kennzahlen immer darauf zu achten ist, dass Dimensionsgleichheit besteht. Um sicher zu gehen, sind vor einem Vergleich Messverfahren und Messmittel, Messzeitpunkt und Messzeitraum, der Messverantwortliche und die Datenquellen zu ermitteln.

Tab. 7.4: Vergleichs-dimensionen. Quelle: Waniczek (2002, S. 163 f.) und Taschner (2013, S. 113).

Vergleichsart	Beschreibung
Ist-Ist-Vergleich	Der Ist-Ist-Vergleich wird meist als interner reaktiver Vergleich mit Vorperioden, z. B. dem Vergleichszeitraum des Vorjahres angelegt. Wichtiger ist die Anwendung als externer aktiver Vergleich im Sinne eines Benchmarkings.
Plan-Ist-Vergleich	Die geplanten Größen werden mit den realisierten Größen verglichen. Der Plan-Ist-Vergleich ist der in der Praxis häufigste Vergleich.
Plan-Wird-Vergleich	Den geplanten Größen werden unterjährig Erwartungswerte per Jahresende gegenübergestellt, um zeitnahe Maßnahmen zur Zielerreichung setzen zu können. Die Erwartungsrechnung setzt sich zunehmend auch in der Praxis durch.
Plan-Plan-Vergleich	Im Zuge der Planung ist es sinnvoll, unterschiedliche Szenarien zu simulieren. Nach Verabschiedung des Plans hat dieser Vergleich keine Relevanz mehr.
Wird-Wird-Vergleich	Ein Wird-Wird-Vergleich dient zur Konsistenzprüfung von Vorschaugrößen, etwa im Rahmen einer permanent rollierenden Planung.

Im Berichtwesen (Taschner 2013, S. 66 ff.) stehen laut Weber und Schäffer drei Arten von Berichten zur Verfügung (Weber/Schäffer 2011, Waniczek 2002, S. 133): (1) Standardberichte, (2) Abweichungsberichte und (3) Ad-hoc-Berichte. Standardberichte erfassen die wichtigsten Informationen im Unternehmen in gleichbleibender Form und zu weitestgehend feststehenden Terminen. Von Führungskräften werden Standardberichte regelmäßig zur Steuerung hinzugezogen. Abweichungsberichte werden erstellt, wenn es zu Abweichungen zwischen Soll- und Ist-Werten kommt. In Abweichungsberichten wird erfasst, warum bestimmte Toleranzbereiche überschritten wurden. Erstellt werden sie unregelmäßig und situationsabhängig, um Ursachen für Abweichungen auf den Grund zu gehen. Ad-hoc-Berichte werden vom Management für bestimmte Sachverhalte angefertigt, die einen vermehrten Informationsbedarf erfordern. Zu vermerken ist, dass Standardberichte im Gegensatz zu Abweichungs- und Ad-hoc-Berichten häufig Schlussfolgerungen in Form von Handlungsempfehlungen beinhalten.

Welche Arten von Berichten bestehen beim Berichtwesen?

In der Literatur (Waniczek 2002, S. 114, Taschner 2013, S. 118 ff.) bestehen acht Grundsätze und Gestaltungsdimensionen eines controllinggerechten Berichtswesens. Zu den Grundsätzen gehören laut Waniczek: (1) Nachprüfbarkeit, (2) Aktionsorientierung, (3) Zuverlässigkeit, (4) Konsistenz, (5) Benutzerfreundlichkeit, (6) Objektivität, (7) Termintreue und (8) Wirtschaftlichkeit. Nachprüfbar bedeutet, dass die Berichte für den Berichtempfänger nachvollziehbar sein müssen. Aktionsorientiert bedeutet, dass ein Bericht eine Entscheidungsgrundlage für das Handeln darstellen soll. Zuverlässigkeit bedeutet, dass ein Bericht einen formal einheitlichen Charakter aufweisen soll. Konsistenz bedeutet, dass die Informationen in einem Bericht widerspruchsfrei sein sollten. Benutzerfreundlichkeit bedeutet, dass ein Bericht z. B. eine gleichbleibende Struktur aufweisen sollte, damit sich der Berichtempfänger schneller orientieren kann. Objektivität bedeutet, dass ein Informationsobjekt erst objektiv ist, wenn es unabhängig von der Person des Berichterstellers ist. Termintreue bedeutet, dass Berichte regelmäßig und möglichst zeitnah an den Berichtempfänger gegeben werden sollten. Wirtschaftlich bedeutet, dass bei einem Bericht immer der Berichtinhalt, Zweck und die Frequenz der Veröffentlichung hinterfragt werden sollte.

Welche Grundsätze bestehen zum adressatengerechten Berichtwesen?

Das Berichtwesen ist umfangreich, daher sind auch viele Fragestellungen zum Umgang mit Informationen im Berichtswesen zu beachten. Zu den relevanten Fragestellungen gehören z. B.: Was soll berichtet werden? Wer soll berichten? Wem soll berichtet werden? Wann soll für welchen Zeitraum berichtet werden? Wie soll berichtet werden? Die eindeutige Darstellung von Informationen besitzt beim Controlling hohe Relevanz, da vielfältige Informationen verarbeitet, gespeichert und weitergeleitet werden. Die Berichte müssen für das Management alle notwendigen Informationen enthalten. Führungs- und entscheidungsrelevante Informationen sind zu verdichten, damit auf Wichtiges zeitnah reagiert werden kann.

Welche Bedeutung besitzt das Berichtwesen beim Controlling der Diversität?

Welche Bedeutung haben Feed-Back und Feed-Forward im Berichtwesen?

Beim Berichtwesen kann eine Differenzierung in Feed-back (Rückmeldung) und Feed-Forward (Vorausmeldung) vorgenommen werden (Waniczek 2002, S. 55, ▶ **Abb. 7.3**). Feed-back bezieht sich auf bewusstes Lernen aus den ermittelten Ergebnissen. Feed-forward bezieht sich hingegen auf die Steuerung der zukunftsgerichteten regulierten Zielerreichung. Das Diversitätscontrolling beinhaltet die systematische Dokumentation und Kommunikation über Feed-back und Feed-forward Schleifen. Die Erkenntnisse der Schleifen sind von Entscheidungsträgern auszuwerten und entsprechende Maßnahmen sind zu ergreifen, um festgelegte Ziele zu erreichen. Der Soll-Ist-Vergleich bildet den Ausgangspunkt des Controllingprozesses beim Diversitätscontrolling. Mit ihm kann dafür gesorgt werden, dass diversitätsbezogene Ziele auf Abteilungs- und Bereichsebene umgesetzt werden (Breinlinger-O'Reilly/Krabbe 1998, S. 166). Die auf Diversität ausgerichteten Ziele können kontrolliert werden. Die Soll-Kennzahlen haben Richtwertcharakter für die Ist-Kennzahlen. Das Diversitätscontrolling basiert auf der Trennung von Funktionen, der Regelung von Arbeitsabläufen und durch systematisch eingebaute Kontrollen. Zur Kontrolle werden Formulare, Belege und Berichte eingesetzt. Die Überwachung des Controllings erfolgt durch Vorgesetzte und Beauftragte, z. B. durch die Geschäftsleitung und Führungskräfte, aber auch durch die interne Revision, den Aufsichtsrat oder die Wirtschaftsprüfer.

Abb. 7.3: Kennzahlenkontrolle der Diversität im Unternehmen Quelle: Darstellung in Anlehnung an Steinle/Bruch (1999, S. 333).

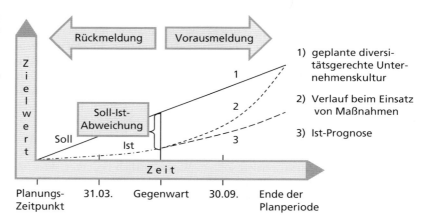

Welche Probleme und Grenzen bestehen beim Diversitätscontrolling?

Das zentrale Problem beim Diversitätscontrolling sind nach Schulz die vielfältigen Wirkungsinterdependenzen zwischen den diversitätsbezogenen und nicht diversitätsbezogenen Aktivitäten (Schulz 2009, S. 225). Ein anderes Problemfeld besteht laut Schulz darin, dass bisher kein direkter Wirkzusammenhang zwischen Diversitätsmanagement und Unternehmenserfolg nachgewiesen werden konnte. Die Hauptprobleme bestehen in der eingeschränkten Messbarkeit bzw. Quantifizierbarkeit der Nutzenpotenziale und den Kostenrisiken beim Diversitätsmanagement (Süße/Kleiner 2006, S. 524 und Süß 2007, S. 10). Die Kosten für ein Diversitätsmanagement können kurzfristig ermittelt werden, jedoch kommt es erst mittel- und langfristig zu positiven Erfolgen, da kein unmittelbarer Wirkzusammenhang zum Verursachungszeitpunkt besteht (Schulz 2009, S. 228). Die Problembereiche verdeutlichen, dass vielfältige Herausforderungen bestehen, damit Diversitätscontrolling einen hohen Stellenwert im Unternehmenscontrolling erlangt.

Diversitätscontrolling ist wichtig, um die Auswirkungen von Maßnahmen zu belegen. Durch diese Informationen können frühzeitig Handlungsalternativen aufgezeigt und eine Lenkung der Ziele vorgenommen werden. Die Ziele beim Personal- und Diversitätscontrolling unterscheiden sich teilweise sehr, teilweise verfolgen beide aber auch gleiche Zielsetzungen, wie z. B. die Erhöhung der Arbeitsproduktivität. In Zukunft wird das operative und strategische Diversitätscontrolling noch an Bedeutung gewinnen, um Zielsetzungen in einem diversitätsgeprägten personellen Umfeld zu erreichen. Die diversitätsbezogenen Unternehmensziele können durch verstärkte Zielorientierung der Mitarbeiter und durch ein geschaffenes Wirtschaftlichkeitsbewusstsein einen Beitrag zum Management der personellen Vielfalt im Unternehmen beitragen.

Was lässt sich zusammenfassend zum Diversitätscontrolling festhalten?

Literatur

Breinlinger-O'Reilly J., Krabbe M. (1998) Controlling für das Krankenhaus, Strategisch, Operativ, Funktional, Luchterhand Verlag, Neuwied.

Eschenbach R., Siller H. (2011) Controlling professionell: Konzeption und Werkzeuge, 2. überarbeitete Aufl., Schäffer-Poeschel, Stuttgart.

Küpper H.-U. (1999) Personalcontrolling aus der Sicht des Controllers – Entwicklungschancen?, In: Ackermann K.-F., Scholz H. (Hrsg.) Personalmanagement für die 90er Jahr; Neue Entwicklungen, Neues Denken, Neue Strategien, Poeschel Verlag, Stuttgart, S. 223–247.

Lachnit L., Müller S. (2006) Unternehmenscontrolling; Managementunterstützung bei Erfolgs-, Finanz-, Risiko- und Erfolgspotenzialsteuerung, 1. Aufl., Gabler Verlag, Wiesbaden.

Pfannstiel M. A. (2014) State of the Art von Maßnahmen und Instrumenten zum Management der Patienten- und Mitarbeiterdiversität im Krankenhaus, In: Bouncken R. B., Pfannstiel M. A., Reuschl A. J. (Hrsg.) Dienstleistungsmanagement im Krankenhaus II; Prozesse, Produktivität und Diversität, Springer Gabler Verlag, Wiesbaden, S. 381–427.

Schulz A. (2009) Strategisches Diversitätsmanagement, Unternehmensführung im Zeitalter der kulturellen Vielfalt, 1. Aufl., Gabler Verlag, Wiesbaden.

Siller H., Grausam A. (2013) Selbstcontrolling für Selbstständige und kleine Unternehmen, Springer Verlag, Wiesbaden.

Steinle C., Bruch H. (1999) Controlling, Kompendium für Controller/innen und deren Ausbildung, Schäffer-Poeschel Verlag, Stuttgart.

Süß S., Kleiner M. (2006) Diversity-Management in Deutschland: Mehr als eine Mode? Die Betriebswirtschaft, Vol. 66, No. 5, pp. 521–541.

Süß S. (2007) Diversity-Management in Deutschland, Ergebnisse einer Intensivbefragung von in Deutschland agierenden Unternehmen, Arbeitsbericht Nr. 17, FernUniversität in Hagen, Hagen, S. 1–13.

Taschner A. (2013) Management Reporting; Erfolgsfaktor internes Berichtswesen, Springer Gabler Verlag, Wiesbaden.

Waniczek M. (2002) Berichtswesen optimieren: so steigern sie die Effizienz in Reporting und Controlling, Redline Wirtschaft bei Ueberreuter, Frankfurt am Main.

Weber J., Schäffer U. (2011) Einführung in das Controlling, 13. Aufl., Stuttgart.

7.4 Leitfragen

Leitfragen Teil A

- Was sind Kennzahlen?
- Welche Aufgaben erfüllen diversitätsbezogene Kennzahlen?
- Wozu benötigt ein Krankenhaus Kennzahlen?
- Wie können aussagekräftige Kennzahlen gebildet werden?
- Wie können diversitätsbezogene Kennzahlen im Krankenhaus eingeführt werden?
- Wozu dienen Kennzahlensysteme?
- Welche Anforderungen sind an Kennzahlen zu stellen?
- Welche diversitätsbezogenen Personalkennzahlen sind relevant?
- Auf welche Weise lassen sich Kennzahlen vergleichen?
- Worauf ist bei zwischenbetrieblichen Kennzahlvergleichen zu achten?
- Was lässt sich zusammenfassend zu Kennzahlen konstatieren?

Leitfragen Teil B

- Wo hat die Diversity-Scorecard ihren Ursprung?
- Wozu dient die Diversity-Scorecard?
- Welche Sichtweisen bestehen in der Diversity-Scorecard?
- Welche Rolle spielt Diversität in den einzelnen Betrachtungsperspektiven?
- Wie kann eine Diversity-Scorecard konstruiert werden?
- Welche Kennzahlen lassen sich aus der strategischen Unternehmensperspektive ableiten?
- Wofür kann die Diversity-Scorecard genutzt werden?
- Ist Diversitätsmanagement mit der Diversity-Scorecard möglich?
- Welche Vor- und Nachteile hat die Diversity-Scorecard?
- Wie kann das Unternehmen von der Diversity-Scorecard profitieren?
- Was lässt sich zusammenfassend für die Diversity-Scorecard konstatieren?

Leitfragen Teil C

- Wie ist der Begriff diversitätsbezogenes Controlling definiert?
- Welcher Unterschied besteht zwischen Personal- und Diversitätscontrolling?
- Wie können Unternehmensziele gesteuert werden?
- Wer ist verantwortlich für Controllingaufgaben im Unternehmen?
- Welche Vergleichsformen bestehen im Controlling?
- Welche Arten von Berichten bestehen beim Berichtwesen?
- Welche Grundsätze bestehen beim adressatengerechten Berichtwesen?

- Welche Bedeutung besitzt das Berichtwesen beim Controlling der Diversität?
- Welche Bedeutung haben Feed-Back und Feed-Forward im Berichtwesen?
- Welche Probleme und Grenzen bestehen beim Diversitätscontrolling?
- Was lässt sich zusammenfassend zum Diversitätscontrolling festhalten?

8 Diversität als Bestandteil der Unternehmenskultur

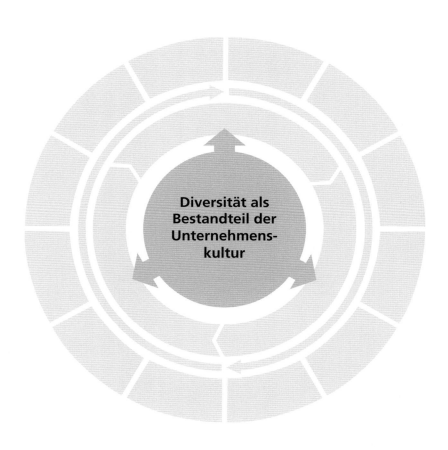

8.1 Diversität als Teil der Unternehmenskultur

Wie bereits ausführlich in den vorangegangenen Abschnitten dargestellt wurde, gibt es kein abschließend gültiges Fazit zu den tatsächlichen Effekten der Diversität von Mitarbeitern. Es existieren bereits Studien mit den unterschiedlichsten Rahmenbedingungen. So wurde die Diversität in Kooperationen, Unternehmen, Arbeitsgruppen und Teams untersucht. Dabei wurden auch unterschiedliche Aufgabenstellungen berücksichtigt wie z. B. die Entwicklung neuer und innovativer Produkte oder Dienstleistungen, die Arbeit in Projektteams oder die Erfüllung von betrieblichen Routineaufgaben. Auch die Definition von Diversität selbst wurde weiterentwickelt und verändert. Geläufige Beispiele hierfür sind die Berücksichtigung der Altersdiversität, der Geschlechterdiversität oder der kulturellen Diversität. Für die Messung der kulturellen Diversität existiert wiederum eine Bandbreite von verschiedenen Ansätzen. In einigen Forschungsbeiträgen wird unterstellt, dass die Kultur der Nationalität entspricht, in anderen wird die Kultur implizit über die Ethnizität integriert, selbst die direkte Messung von Kultur durch Fragebögen wurde durchgeführt. Die Ergebnisse sind widersprüchlich.

Im Verlaufe der Forschung zu Diversität entstanden so eine Reihen von Studien, die zu dem Ergebnis kamen, dass Diversität einen positiven Einfluss auf die Leistungsfähigkeit einer Organisation habe, ebenso wie eine Reihe von Studien das Gegenteil beweisen konnte (Jonsen/Maznevski/Schneider 2011). Die Autoren Stahl et al. (2010) unternahmen den Versuch, die Daten dieser verfügbaren Studien zusammenzufassen und dadurch zu einem aussagekräftigeren Ergebnis zu gelangen. Letztlich haben sich die positiven und negativen Ergebnisse der einzelnen Studien jedoch ausgeglichen und es konnte keine Aussage mehr bezüglich der Wirkung von Diversität auf die Leistungsfähigkeit getroffen werden.

Die kontroversen Ergebnisse aus der Forschung bedeuten jedoch nicht, dass Diversität tatsächlich keine Wirkung hat. Die Studie von Stahl et al. (2010) vermag viel mehr zu zeigen, dass zu den Konsequenzen der Diversität keine allgemeingültige Aussage getroffen werden kann. Sowohl die Risiken der Diversität als auch deren Chancen können zur betrieblichen Realität werden. Diversität darf nicht mit einer starren Ressource gleichgesetzt werden, die in optimierter Weise für die Behandlung von Patienten oder die betriebliche Leistungserstellung im Allgemeinen eingesetzt werden kann. Diversität darf nicht nur als eine Ansammlung unterschiedlicher individueller Attribute wahrgenommen werden, da sie erst in komplexen und dynamischen Interaktionsprozessen zwischen den Beteiligten ihre Wirkung entfaltet.

Das Ziel des Diversitätsmanagements muss letztlich darin bestehen, Mitarbeitern die notwendigen Kenntnisse zu vermitteln, um eine positive Wirkung von Diversität in den Interaktionsprozessen der Mitarbeiter zu ermöglichen. Hierzu reicht das bloße Angebot von Aus- und Fortbildungen zum Umgang mit Vielfalt nicht aus, Krankenhäuser oder Organisationen im Allgemeinen müssen den Versuch unternehmen, die Haltung und Ein-

Welche Faktoren beeinflussen die Wirkung von Diversität?

Wie entfaltet Diversität eine Wirkung?

Wie wirkt sich Diversitätsmanagement auf die Unternehmenskultur aus?

stellung der individuellen Mitarbeiter zur Vielfalt der Belegschaft und Patienten positiv zu beeinflussen. Natürlich ist es nicht möglich dies direkt zu erreichen, das Management kann jedoch die notwendigen Grundsätze definieren, die eine Entwicklung zu diesem Zustand begünstigen. Das Management muss letztlich das Fundament für die Entfaltung der positiven Wirkung von Diversität legen. Es gilt, Diversität zu einem Bestandteil der Unternehmenskultur zu machen und eine Arbeitsatmosphäre zu schaffen, in der Vielfalt anerkannt und respektiert wird.

Welchen Einfluss hat das Arbeitsklima auf die Wirkungen von Diversität?

Die Bedeutung der Erzeugung eines für Diversität positiv gestimmten Arbeitsklimas kann anhand der Sozialen Identitätstheorie erfolgen. Dabei ist grundsätzlich festzuhalten, dass Diversität eine Frage der Wahrnehmung ist. Insbesondere im Krankenhaus ist vorstellbar, dass bspw. im ärztlichen Dienst eine sehr hohe Vielfalt bezüglich Alter, Nationalität und Kultur besteht, dieser Effekt aber nicht zum Tragen kommt. Der Grund hierfür wäre, dass die Mitarbeiter des ärztlichen Dienstes diese Unterschiedlichkeiten nicht wahrnehmen, sondern ihren Fokus auf die große Gemeinsamkeit des Berufes als Arzt legen. Liegt der Fokus auf dieser Gemeinsamkeit, wird der objektiv äußerst vielfältige ärztliche Dienst zu einer homogenen Gruppe, die sich über den Arztberuf identifiziert und als gleich wahrnimmt.

Wie kann eine Gruppenidentität geschaffen werden?

Das bereits dargestellte Risiko der Gruppenbildung kann bspw. durch ein positives Arbeitsklima und die entsprechende Unternehmenskultur vermieden werden. Wissenschaftliche Experimente wiesen bereits darauf hin, dass selbst die offizielle Zuteilung von Menschen zu einer willkürlichen Gruppe, die Identifikation mit dieser Gruppe ermöglicht (Turner 1984). Die soziale Kategorisierung funktioniert somit nicht nur auf der Basis von wahrnehmbaren bzw. sichtbaren Attributen, sondern auch durch die Identifikation mit einem gemeinsamen psychologischen Merkmal. Diese psychologischen Gruppen (Ashforth/Mael 1989, S. 24) können letztlich die negativen Effekte der Diversität durch die Schaffung eines gemeinsamen Nenners aushebeln. Denkt man an die Fans eines Fußballclubs, ist dieser Gedanke sehr leicht nachvollziehbar. Unabhängig von Hautfarbe, Alter, Nationalität oder anderen Attributen identifizieren sich sehr viele Menschen über das Merkmal Fußballclub mit einer Gruppe und können die üblicherweise vorhanden Unterschiede darüber vernachlässigen.

Wie schafft die Unternehmenskultur eine Gruppenidentität?

Ein ähnlicher Effekt kann auf Basis einer definierten Unternehmenskultur erreicht werden. Handy (1995) bezeichnet Unternehmenskultur als ein System aus Werten und Normen einer Organisation, das sich im Verhalten, den Wertvorstellungen und den Überzeugungen der Mitarbeiter äußert. Wie dieser Versuch der Definition des äußerst vagen Begriffes Unternehmenskultur zu zeigen vermag, ist eine effektiv implementierte Kultur mehr als nur ein öffentlichkeitswirksamer Werbeslogan. Die Unternehmenskultur wird zu einem geteilten Grundverständnis von richtig und falsch und darüber, wie man sich zu verhalten hat. Ein Teil dieser Unternehmenskultur ist letztlich auch die Handhabung von und der Umgang mit der Vielfalt in der Belegschaft.

Eines der bekanntesten Modelle zur Erklärung von Unternehmenskultur besteht aus drei Stufen (Schein 2009, Schmidt 2004). Ähnlich der Nationalkultur geht Schein davon aus, dass auf der ersten Stufe eine Reihe von gemeinsamen Basisannahmen steht. Diese Grundprämissen umfassen unbewusste und für selbstverständlich angesehene Anschauungen, Werte, Gedanken und Gefühle. Die Basisannahmen bilden das Fundament für die nachfolgende Stufe, die Normen und Standards. Diese teils implizit, teils explizit gültigen Regeln bieten ein Regelwerk für die angesprochenen sozialen und professionellen Interaktionen zwischen den Mitarbeitern der Organisation. Auf der dritten Stufe sind letztlich im Symbolsystem die sichtbaren Artefakte der Grundannahmen, Normen und Standards vorzufinden. Die dritte Stufe ist zwar beobachtbar, allerdings bedarf sie der Interpretation, um von diesen sichtbaren Strukturen, Prozessen und Artefakten auf die zugrunde liegenden Stufen und somit auf die Unternehmenskultur schließen zu können. Der Zusammenhang ist in Abbildung 8.1 dargestellt.

Wie kann Unternehmenskultur erklärt werden?

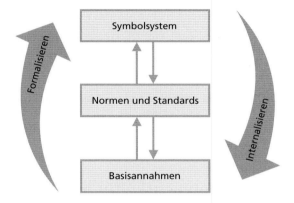

Abb. 8.1:
Die drei Ebenen der Unternehmenskultur Quelle: Darstellung in Anlehnung an Schein (2009, S. 21).

Um ein Krankenhaus in die Lage zu versetzen die Chancen der Diversität zu nutzen und deren Risiken abzuwenden, muss der positive Umgang mit Diversität zu einem Teil der Unternehmenskultur werden. Dabei besteht die Gefahr, dass zwar explizite Grundsätze der Unternehmenskultur schriftlich vereinbart und veröffentlicht werden, diese sich jedoch nur auf der Stufe des Symbolsystems bewegen und somit nicht zu einem Teil der »echten« Unternehmenskultur werden. Ebenso wie bei der Einführung einer Prozessorganisation ist es nicht ausreichend, Prozesse zu definieren und für die Beteiligten zugänglich zu machen, die Mitarbeiter müssen ein Verständnis dafür entwickeln, warum es richtig ist, die Arbeit nach Prozessen auszuführen. Mehr noch, die Arbeit nach definierten Prozessen muss zu einer Basisannahme der Beteiligten werden, die sich in Normen und Standards niederschlägt wie z. B. der eigenständigen Weiterentwicklung des Prozesssystems und durch im Unternehmen sichtbar gemachte Prozesslandkarten.

Ebenso ist zwar die Entwicklung der Eckpunkte einer diversitätsbezogenen Unternehmenskultur als ein erster Schritt in die richtige Richtung zu werten, doch erst wenn die Wertschätzung von Diversität zu einer

Wo setzt die Entwicklung einer Unternehmenskultur an?

137

Grundprämisse im Unternehmen geworden ist, wird Diversität tatsächlich zu einem Teil der Unternehmenskultur. Die aktive Gestaltung oder Veränderung einer Unternehmenskultur ist jedoch kein leichtes Unterfangen und bedarf einer Veränderung der gesamten Organisation. Das Ziel muss darin bestehen, eine Unternehmenskultur der Wertschätzung von Diversität formal zu kreieren und die Mitarbeiter soweit zu bringen, die Kultur anzunehmen und die Werte der Organisation zu internalisieren.

Literatur

Ashforth B. E., Mael F. (1989) Social Identity Theory and the Organization. The Academy of Management Review, Vol. 14, No. 1, pp. 20–39.

Handy C. (1995) Gods of management: The changing work of organizations, 4th ed., Oxford University Press, Oxford.

Jonsen K., Maznevski M. L., Schneider S. C. (2011) Special Review Article: Diversity and its not so diverse literature: An international perspective, International Journal of Cross Cultural Management, Vol. 11, No. 1, pp. 35–62.

Schein E. H. (2009) The corporate culture survival guide. New and rev. ed., HB Printing, San Francisco.

Schmidt S. J. (2004) Unternehmenskultur. Die Grundlage für den wirtschaftlichen Erfolg von Unternehmen. 1. Aufl., Velbrück Wissenschaft, Göttingen.

Stahl G. K., Maznevski M. L., Voight A., Jonsen K. (2010) Unraveling the Effects of Cultural Diversity in Teams: A Meta-analysis of Research on Multicultural Work Groups, Journal of International Business Studies, Vol. 41, No. 4, pp. 690–709.

Turner J. C. (1984) Social identification and psychological group formation, In: Tajfel H. (ed.): The social dimension, 1st ed., Cambridge University Press, Cambridge, pp. 518–538.

8.2 Die Unternehmenskultur auf Diversität einstellen

Wie groß ist die Veränderung bei der Gestaltung einer neuen Unternehmenskultur?

Ebenso wie z. B. die Einführung eines Prozessmanagements, ist die Veränderung der Unternehmenskultur ein massiver Eingriff in den »Organismus Krankenhaus«. Die existierenden Annahmen, Standards und Symbole müssen analysiert und interpretiert werden, um in einem ersten Schritt ein Verständnis für den Status quo zu erlangen. Anschließend müssen alte Strukturen, Prozesse und Verhaltensweisen aufgebrochen, angepasst oder gegebenenfalls ganz ausgeschaltet werden. Wie der Ausdruck »aufbrechen« verdeutlicht, kann die Herbeiführung einer Veränderung nicht immer sanft erfolgen. Es gilt, interne Barrieren zu verstehen, zu überwinden und die Mitarbeiter letztlich zu einem gestaltenden Teil der Organisation zu machen.

Wie können Veränderungen im Krankenhaus kategorisiert werden?

Grundsätzlich kann bei einer Veränderung von einem Wandel der ersten oder zweiten Ordnung gesprochen werden (Levy/Merry 1986, S. 9). Von einem Wandel der ersten Ordnung wird dann gesprochen, wenn es kleinere, inkrementelle Veränderung in der Organisation gibt. Die Einführung einer neuen Behandlungsmethode oder die Schaffung einer neuen Abteilung könnte einen solchen Wandel der ersten Ordnung repräsentieren. Von einem Wandel der zweiten Ordnung wird dann gesprochen, wenn unternehmensübergreifende Strukturen, Prozesse oder Werte eine grundlegende Veränderung erfahren. Die Einführung einer diversitätsfokussierten Unternehmenskultur kann tendenziell als Wandel der zweiten Ordnung kategorisiert werden, da die gesamte Organisation auf die neue Herausforderung des effektiven Umgangs mit Vielfalt vorbereitet werden muss und hierzu die notwendigen Strukturen und Prozesse für das gesamte Unternehmen zu gestalten sind.

Ein Modell zur Darstellung des grundsätzlichen Verlaufs von Veränderungen in einer Organisation wurde von Lewin (1958, S. 197 ff.) entwickelt und besteht aus den drei Schritten »auftauen«, »bewegen« und »einfrieren«. Diesem Modell folgend muss zunächst die gegenwärtige Situation »aufgetaut« werden. Das bedeutet, es muss ein Verständnis für die aktuellen Prozesse und Strukturen und vor allem für den gegenwärtigen Umgang mit Diversität geschaffen werden. Ist der Veränderungsbedarf einmal erkannt und geplant, gilt es in der zweiten Phase die Veränderung auch herbeizuführen. Ein zentraler Erfolgsfaktor für diese Phase ist das Einbeziehen der Mitarbeiter, die Betroffenen müssen zu Beteiligten gemacht werden (von Rosenstiel 2012, S. 229). In der dritten Phase, dem Einfrieren, müssen die eingeführten Verändern fixiert werden.

Welche Schritte sind notwendig für eine Veränderung?

Hier kann wiederum die Einführung eines Prozessmanagements als anschauliches Beispiel dienen. Nachdem die relevanten Prozesse erfasst und dokumentiert wurden (auftauen), die Mitarbeiter zur Durchführung der Arbeit entsprechend der Prozesse geschult wurden (bewegen), muss abschließend verstärkt darauf geachtet werden, dass die Arbeitsabläufe weiterhin entsprechend der Prozessvorschriften durchgeführt werden (einfrieren). Anderenfalls ist davon auszugehen, dass die betroffenen Mitarbeiter aus Gewohnheit zügig in alte Verhaltensmuster zurückfallen. Wie in Abbildung 8.2 dargestellt, sollte bei Veränderungen der Organisation ein Ergebnis wie Produktivität, Qualität oder bspw. Zufriedenheit gesteigert werden. Im Verlaufe der Veränderung ist allerdings zunächst von einer Verschlechterung auszugehen, bevor die Veränderung ihre eigentliche Wirkung entfalten kann.

Welche Auswirkungen hat eine Veränderung auf die Leistungsfähigkeit?

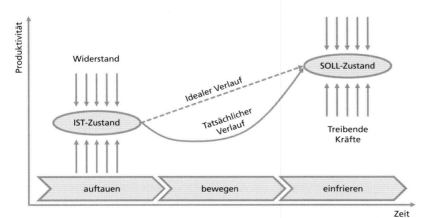

Abb. 8.2:
Die Phasen einer Veränderung.
Quelle: Darstellung in Anlehnung an von Rosenstiel/Comelli (2003) und modifiziert nach Lewin (1947).

Welche Widerstände treten bei Veränderungen auf?

Weiterhin ist zu beachten, dass bei jeder Veränderung von Widerständen und von treibenden Kräften auszugehen ist. Als Gründe für Widerstand seitens der Mitarbeiter kann die Angst vor Verlust von Macht, Kompetenz und Identität genannt werden (Schein 2009, S. 112 f.). Veränderungen in einer Organisation gehen oft mit einer neuen Verteilung oder einer Neuschaffung von Positionen einher. Mitarbeiter, die vormals über klare Macht- und Verantwortungsbereiche verfügten, müssen bei Veränderungen fürchten, an Macht einzubüßen. Ebenso müssen Mitarbeiter, die in ihren jeweiligen Arbeitsabläufen über die Zeit hinweg zu informalen Experten wurden, fürchten, dass ihr Fachwissen bei der Neugestaltung der Arbeitsabläufe radikal an Wert verliert. Letztlich kann, gerade bei der Veränderung der Unternehmenskultur, die Angst bestehen, die eigene Identität und Gruppenzugehörigkeit innerhalb der Organisation zu verlieren. Das Aufheben oder Verschieben von Abteilungsgrenzen, die Integration verschiedener Mitarbeiter in neue Arbeitsabläufe und nicht zuletzt die Öffnung der Organisation für Vielfalt verlangt von den Mitarbeitern eine Neuorientierung innerhalb des sich wandelnden sozialen Gefüges. Während das Management frühzeitig gegen aufkommende Ängste und andere Wandelbarrieren vorgehen muss, darf auch die Stärkung der treibenden Kräfte nicht vergessen werden. So sollten die Ziele der Veränderung sowie die erhofften positiven Effekte klar kommuniziert und den Betroffenen regelmäßig als Motivation präsentiert werden.

Wie kann eine Unternehmenskultur verändert werden?

Während nun klar ist, was der Begriff Unternehmenskultur umfasst und wie eine Veränderung in einem Unternehmen herbeigeführt werden kann, fehlt abschließend die Konkretisierung hin zum Wandel der Unternehmenskultur. Aufbauend auf dem Modell von Unternehmenskultur nach Schein kann es schnell so wirken, als ob es unmöglich wäre, die Kultur in einem Krankenhaus zu verändern, denn dem Management fehlt ein konkreter Zugriffsmechanismus auf die Grundprämissen der Mitarbeiter bzw. der Wert- und Normenvorstellungen. Die Lösung ist jedoch denkbar einfach. Zunächst muss festgestellt werden, dass die drei Ebenen nach Schein keineswegs nur in eine Richtung verlaufen. Zwar ist es korrekt, dass Menschen aus den Grundprämissen Wert- und Normenvorstellungen ableiten, an denen sie wiederum ihre Handeln ausrichten, doch die letzliche Handlung und die zugehörige Reaktion der Umwelt kann ebenso eine Reaktion bis zu den Grundprämissen der Kulturvorstellung entfalten. Die Unternehmenskultur ist folglich einem kontinuierlichen Lernprozess gleichzusetzen, bei dem Menschen basierend auf ihren Erfahrungen neue Annahmen über sich selbst und ihre Umwelt treffen. Bei der Gestaltung der Unternehmenskultur ist es im ersten Schritt folglich wichtig, das Verhalten der Mitarbeiter zu verändern, die Veränderung der jeweiligen Überzeugungen und somit die tiefer liegenden Ebenen der Unternehmenskultur können verzögert folgen (Berner 2012, S 66 f.).

Welchen Einfluss haben die Führungskräfte bei Veränderungen?

Der Schlüssel zur Veränderung der Unternehmenskultur ist die Veränderung der Führungskultur. Dies darf nicht nur formell passieren, sondern muss konkret in der Organisation implementiert werden, sodass eine diversitätsorientierte Unternehmenskultur nicht im Stadium einer konzeptionellen Überlegung verbleibt bzw. verkommt, sondern sich auch zu einem Leitsatz für das Handeln in Organisation verstetigt. Dies setzt bei der obersten Führungsebene an und muss bis zur niedrigsten Ebene fortgeführt werden. Wenn auf der Managementebene ein sichtbarer Einsatz für Diversität erfolgt, kann die Führungskultur eine Veränderung der Arbeitskultur und letztlich der Unternehmenskultur herbeiführen (Berner 2012, S. 256 ff.). Für diese Veränderung sollten quantitative Messgrößen festgelegt werden – für alle Mitarbeiterebenen. Auf Basis der vorgestellten Diversity Scorecard (▶ Kap. 7.2) könnten bspw. Kennzahlen vereinbart werden, die einen Eingang in die Beurteilung der Arbeits- und Führungskräfte erhalten und so die Möglichkeit eröffnen, kultur-konformes Handeln zu belohnen und Zuwiderhandlungen sanktionieren zu können. Ohne eine entsprechende Machtbasis würde die Veränderung jeglichen organisationalen Aspektes eine enorme Herausforderung mit zweifelhaften Erfolgsaussichten darstellen (Berner 2012, S. 112 ff.).

Die konkrete Ausformulierung der Grundsätze einer Unternehmenskultur, die auf die erfolgreiche Nutzung der Potenziale von Diversität ausgerichtet ist, muss letztlich individuell und maßgeschneidert für das individuelle Krankenhaus erfolgen. Der vorgestellte Diversitäts-Managementzyklus bietet die richtige Basis, um alle diesbezüglich relevanten Informationen zu erhalten. Ist dem Krankenhaus bekannt, welche Formen und welches Ausmaß an Diversität in der Organisation existieren (erkennen & analysieren), wurden die entsprechenden Aus- und Fortbildungsmaßnahmen definiert (gestalten & entwickeln) und konnte eine effektive Instanz zum Management der Diversität implementiert werden (steuern & kontrollieren), ist die symbolische Ebene der Unternehmenskultur bereits auf Diversität eingestellt. Dem Management obliegt es, die geschaffenen Prozesse und Strukturen in der Belegschaft zu kommunizieren und diese Kommunikation zu betreuen, um Diversität als einen wichtigen Bestandteil des Krankenhauses zu legitimieren und die Unternehmenskultur auch auf den unterbewussten Ebenen der Mitarbeiter zu verstetigen.

Es ist festzuhalten, dass die Entwicklung und Implementierung einer diversitätsbezogenen Unternehmenskultur ein komplexes Unterfangen ist, für das keine mustergültigen Vorgehensmodelle existieren. Für die zuständigen Mitarbeiter in der Krankenhausorganisation können allerdings drei wichtige Anhaltspunkte zusammengefasst werden: (1) Die Unternehmenskultur besteht aus mehreren Ebenen, (2) die Neugestaltung der Unternehmenskultur kann einen radikalen Wandel sowie die damit verbundenen Barrieren bedingen und (3) der sichtbare Einsatz der Führungsebene ist ein zentrales Erfolgskriterium.

> Wie wird ein Konzept für diversitätsbezogene Unternehmenskultur entwickelt?

Literatur

Berner W. (2012) Culture Change, Unternehmenskultur als Wettbewerbsvorteil, 1. Aufl., Schäffer/Poeschel, Stuttgart.

Levy A., Merry U. (1986) Organizational Transformation – Approaches, Strategies, Theories. 1st ed., Praeger, New York.

Lewin K. (1947) Frontiers in Group dynamics, Concept, Method and Reality in Social Science; Social Equilibria and Social Change, Human Relations, Vol. 1, No. 5, pp. 5–41.

Lewin K. (1958) Group Decision and Social Change, In: Maccoby E. E., Newcomb T. M., Harley E. L. (eds.) Readings in Social Psychology, 3rd ed., Holt Rinehart and Winston New York, pp. 197–211.

Schein E. H. (2009) The corporate culture survival guide. New and rev. ed., HB Printing, San Francisco.

von Rosenstiel L. (2012) Organisationsanalyse, In: Flick U., von Kardoff E., Steinke I. (Hrsg.) Qualitative Forschung – Ein Handbuch, 9. Aufl., Rowohlt Verlag, Reinbeck bei Hamburg, S. 224–238.

von Rosenstiel L., Comelli G. (2003) Führung zwischen Stabilität und Wandel, 1. Aufl., Vahlen Verlag, München.

8.3 Diversität managen

Warum ist das Management von Diversität relevant?

In den Zeiten eines zunehmenden Fachkräftemangels, wachsender Migrationszahlen und einer alternden Bevölkerung erhält das Thema Diversität auch in der bisher kaum beachteten Gesundheitswirtschaft einen erhöhten Stellenwert. Krankenhäuser müssen sich darauf vorbereiten – stärker als zuvor – ausländische Mitarbeiter in die eigene Organisation zu integrieren und langfristig zu binden, um die Nachfrage einer alternden deutschen Gesellschaft decken und den Fachkräfteengpass überwinden zu können. Dabei stehen die Organisationen im Gesundheitswesen vor der Herausforderung, die bisher existierenden Managementsysteme zu erweitern und anzupassen, um die Risiken der Diversität abwenden und deren Chancen nutzen zu können. Diese Aufgabe ist allerdings nicht nur dem Management und der Verwaltung von Krankenhäusern zuzuschreiben, das gesamte soziale System einer Organisation muss darauf vorbereitet werden. Die Akteure dieses Systems, die Mitarbeiter, werden zu den Schlüsselfiguren, die sich der Aufgabe stellen müssen, die Vielfalt in der Belegschaft zu nutzen und zu gestalten. Wie in Abbildung 8.3 dargestellt, bietet das Diversitätsmanagement die Ressourcen und das Wissen, um Mitarbeitern die notwendigen Fähigkeiten zu vermitteln.

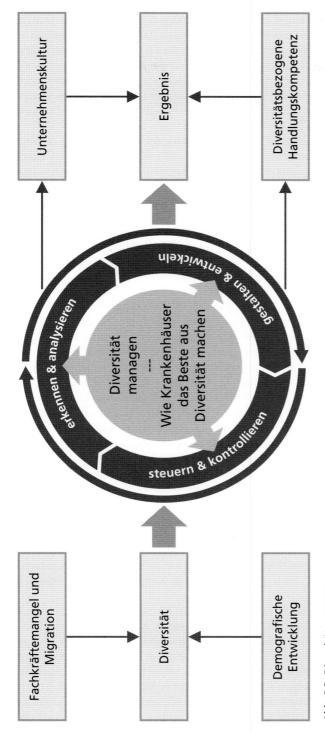

Abb. 8.3: Diversität managen
Quelle: Eigene Darstellung.

143

Welche Rolle spielen die Mitarbeiter im Diversitätsmanagement?

Während das Krankenhausmanagement den Wandel einer Organisation sicherlich nicht im Alleingang bewältigen kann, muss es dennoch als Vorbild und Initiator der Veränderung vorangehen. Der entscheidende Erfolgsfaktor ist letztlich der Mitarbeiter, der die Vielfalt in der Belegschaft nicht nur akzeptieren, sondern sie auch als persönliche Bereicherung erkennen muss. Hierfür können aber keine universalen Regeln oder Prozesse vorgegeben werden, der persönliche Einsatz eines jeden Mitarbeiters ist stets gefordert (Smith/Berg 1997, S. 8).

Was ist eine diversitätsbezogene Handlungskompetenz?

Es darf jedoch nicht der Fehler begangen werden, ein »nicht können« mit einem »nicht wollen« gleich zu setzen, die Mitarbeiter einer Organisation müssen auf Kommunikation oder generell auf den Umgang mit Diversität vorbereitet und dafür geschult werden (Stumpf 2005, S. 134 f.). Das Ziel ist die Vermittlung einer diversitätsbezogenen Handlungskompetenz. Die Mitarbeiter müssen lernen, die Unterschiede in der Wahrnehmung, im Denken und im Handeln zu erkennen, zu respektieren und im Leistungserstellungsprozess zu nutzen (Thomas/Kinast/Schroll-Machl 2006, S. 92). Diese diversitätsbezogene Handlungskompetenz setzt auf drei Ebenen an. Auf der kognitiven Ebene gilt es zu erkennen, wie eine Person von seinem individuellen Hintergrund und Erfahrungsschatz beeinflusst wird. Auf der affektiven Ebene muss die emotionale Reaktion auf diese Einflüsse geschult werden. Erst wenn ein Unterschied neutral analysiert und nicht emotional bewertet wird, besteht auf der Verhaltenseben letztlich Möglichkeit einer adäquaten bzw. positiven Reaktion (Stumpf 2006, S. 37).

Was ist der symbolische Charakter des Diversitätsmanagements?

Die organisationale Implementierung eines Diversitätsmanagements ist auch an dieser Stelle hilfreich, da bereits die Investition der notwendigen Ressourcen ein Zeichen für die Wertschätzung von Diversität darstellt. Dieses Zeichen ist wirksam nach innen zur Belegschaft und nach außen, zu Patienten und anderen relevanten Anspruchsgruppen. Die Instanz »Diversitätsmanagement« erhält dadurch einen Symbolcharakter, der sich wiederum auf die Wahrnehmung von und die Einstellung zur Diversität der einzelnen Mitarbeiter auswirkt. Die Bemühungen zum effektiven Umgang mit Diversität bezeugen, dass in dem entsprechenden Krankenhaus Vielfalt geschätzt und gefördert wird und führen zu der Erzeugung eines inklusiven Organisationsklimas. Es ist davon auszugehen, dass Mitarbeiter ihre eigene Einstellung zur Diversität an das neue Klima im Krankenhaus anpassen und die neuen Werte der Organisation über die Zeit internalisieren. Selbst wenn keine formalisierte und offiziell kommunizierte Unternehmenskultur definiert wird, führt das Management von Diversität zu einem Kulturwandel.

Weshalb ist das strukturierte Vorgehen des Diversitätsmanagements wichtig?

Diese Wirkungsbeziehung unterstreicht die Bedeutung des sichtbaren Einsatzes für Diversität des Managements bzw. der Führungskräfte. Ungeachtet der finalen Gestaltung des Diversitätsmanagements ist bereits der Beginn der offenen Auseinandersetzung und konstruktiven Gestaltung des sozialen Systems Krankenhaus ein wichtiger Schritt der bereits die Weichen zum Diversitätsmanagement stellt. Der vorgestellte zyklische Ansatz bietet jedoch den Vorteil eines strukturierten Vorgehens. Zwar können ausgewählte und erfolgversprechende Trainingsmaßnahmen punktuell eingesetzt werden, doch empfiehlt sich das nicht, ohne den tatsächlichen Bedarf zu kennen. Ebenso kann die Entwicklung der Diversität anhand ausgewählter Attribute wie z. B. der Geschlechterverteilung kontrolliert werden, jedoch ist dies wenig erfolgversprechend, wenn die Auswirkungen der Entwicklung nicht bekannt sind.

Eine große Bedeutung kommt dem zyklischen Charakter des Diversitätsmanagements zu. Das Durchlaufen der jeweiligen Phasen des Diversitäts-Managementzyklus ermöglicht die Gewinnung von wichtigen und relevanten Informationen, bzw. die Durchführung der richtigen und passenden Aufgaben zu einem bestimmten Zeitpunkt. Krankenhäuser, ebenso wie alle anderen Organisationen, sind jedoch einem dynamischen, sich ständig änderndem internen und externen Spannungsfeld ausgesetzt, das eine kontinuierliche Anpassung erfordert. Die Bestandsaufnahme der Vielfalt in der eigenen Belegschaft kann aufgrund der kontinuierlichen Veränderungen bereits nach kurzer Zeit ihre Gültigkeit verlieren. Somit bedürfen auch die Inhalte der zweiten Phase, der Gestaltung und Entwicklung, einer fortlaufenden Anpassung an die aktualisierten organisationalen Bedürfnisse. Auch die dritte Phase des Zyklus, das Steuern und Kontrollieren des Diversitätsmanagements, ist gleichzeitig als Endpunkt des aktuellen und als Startpunkt eines neuen Managementzyklus anzusehen.

Warum ist das Diversitätsmanagement zyklisch?

Abschließend sei vermerkt, dass das Management von Diversität nicht als gegenwärtiger, aus der Wissenschaft getriebener, Managementtrend angesehen werden sollte. Der Fachkräftemangel, die zunehmende internationale Migration von Fachkräften aus der Gesundheitswirtschaft und der demografische Wandel in Deutschland sind reale Herausforderungen denen Krankenhäuser gegenüberstehen. Wie in Abbildung 8.3 dargestellt, ermöglicht der aktive Umgang mit der steigenden Diversität die positive Beeinflussung zentraler Ergebnisse des Krankenhauses. Es ist mit einer Steigerung der Mitarbeiterzufriedenheit, einer verbesserten Mitarbeiterbindung und nicht zuletzt mit einer Steigerung der Leistungsfähigkeit zu rechnen. Neben den direkten Effekten ist bereits die Implementierung eines Diversitätsmanagements ein Initiator für den Wandel der Unternehmenskultur, was den effektiven Einsatz von Diversität bei der Leistungserstellung weiterhin begünstigt. Eines der zentralen Ergebnisse ist allerdings die Vermittlung einer diversitätsbezogenen Handlungskompetenz für die einzelnen Mitarbeiter. Erst wenn sich auch bei den Individuen im sozialen Gefüge des Krankenhauses eine positive Haltung zur Vielfalt bildet, kann die Vielfalt als Ressource der Organisation angesehen und genutzt werden.

Welche Rolle spielt das Diversitätsmanagement bei den aktuellen Herausforderungen?

Literatur

Smith K., Berg D. (1997) Cross-cultural Groups at Work, European Management Journal, Vol. 15, No. 1, pp. 8–15.

Stumpf S. (2005) Synergie in multikulturellen Arbeitsgruppen, In: Stahl G., Mayrhofer W., Kühlmann T. (Hrsg.) Internationales Personalmanagement, 1. Aufl., Rainer Hampp Verlag, München/Mehring, S. 115–144.

Stumpf S. (2006) Interkulturalität in der Personal-, Team- und Organisations-entwicklung, Gruppendynamik und Organisationsentwicklung, Jg. 37, Heft 1, S. 33–49.

Thomas A., Kinast E., Schroll-Machl S. (2006) Entwicklung interkultureller Handlungskompetenz von international tätigen Fach- und Führungskräften durch interkulturelle Trainings, In: Götz K. (Hrsg.) Interkulturelles Lernen/Interkulturelles Training. 6. Aufl., Rainer Hampp Verlag, München/Mehring, S. 91–114.

8.4   Leitfragen

Leitfragen Teil A

- Welche Faktoren beeinflussen die Wirkung von Diversität?
- Wie entfaltet Diversität eine Wirkung?
- Wie wirkt sich Diversitätsmanagement auf die Unternehmenskultur aus?
- Welchen Einfluss hat das Arbeitsklima auf die Wirkungen von Diversität?
- Wie kann eine Gruppenidentität geschaffen werden?
- Wie schafft die Unternehmenskultur eine Gruppenidentität?
- Wie kann Unternehmenskultur erklärt werden?
- Wo setzt die Entwicklung einer Unternehmenskultur an?

Leitfragen Teil B

- Wie groß ist die Veränderung bei der Gestaltung einer neuen Unternehmenskultur?
- Wie können Veränderungen im Krankenhaus kategorisiert werden?
- Welche Schritte sind notwendig für eine Veränderung?
- Welche Auswirkungen hat eine Veränderung auf die Leistungsfähigkeit?
- Welche Widerstände treten bei Veränderungen auf?
- Wie kann eine Unternehmenskultur verändert werden?
- Welchen Einfluss haben die Führungskräfte bei Veränderungen?
- Wie wird ein Konzept für diversitätsbezogene Unternehmenskultur entwickelt?

Leitfragen Teil C

- Warum ist das Management von Diversität relevant?
- Welche Rolle spielen die Mitarbeiter im Diversitätsmanagement?
- Was ist eine diversitätsbezogene Handlungskompetenz?

- Was ist der symbolische Charakter des Diversitätsmanagements?
- Weshalb ist das strukturierte Vorgehen des Diversitätsmanagements wichtig?
- Warum ist das Diversitätsmanagement zyklisch?
- Welche Rolle spielt das Diversitätsmanagement bei den aktuellen Herausforderungen?

Autorenverzeichnis

Prof. Dr. Ricarda B. Bouncken ist Inhaberin des Lehrstuhls für Strategisches Management und Organisation an der Universität Bayreuth. Am Lehrstuhl beschäftigt sie sich zentral mit Strategien und der Organisation von Innovationsprojekten inklusive deren personalpolitischen Antezedenzen und Diversitäten. Der Lehrstuhl hat bereits viele Drittmittel- und Verbundprojekte durchgeführt, z. B. Cultural Diversity in Innovation Teams (gefördert von der Volkswagenstiftung), Move2Health, das Prozesse und Forschungstransfers im Gesundheitsbereich untersucht (gefördert vom BMVBS). Zu den weiteren Projekten zählen Flex4Work, in dem Flexibilisierungsstrategien bewertet werden (BMBF, ESF, Europäische Union), das Projekt Service4Health mit dem Schwerpunkt »Innovatives und prozessorientiertes Diversitätsmanagement zur Produktivitätssteigerung im Krankenhaus« (gefördert vom BMBF und DLR), und das Projekt Derobino mit dem Schwerpunkt »Demografierobuste Innovation für Forschungs- und Entwicklungsteams« (BMBF, ESF, Europäische Union, DLR, Forschungsschwerpunkt Innovationsfähigkeit im demografischen Wandel). Ferner liegen zurzeit 161 Publikationen von Frau Prof. Dr. Bouncken vor.

Anschrift:
Frau Prof. Dr. Ricarda B. Bouncken
Universität Bayreuth
Lehrstuhl für Strategisches Management und Organisation
Prieserstr. 2, 3. OG
D – 95444 Bayreuth
E-Mail: bouncken@uni-bayreuth.de

Mario A. Pfannstiel, M.Sc., M.A., ist wissenschaftlicher Mitarbeiter an der Universität Bayreuth im BMBF-geförderten Drittmittelprojekt »Service4Health«. Er besitzt ein Diplom der Fachhochschule Nordhausen im Bereich »Sozialmanagement« mit dem Vertiefungsfach »Finanzmanagement«, einen M.Sc.-Abschluss der Dresden International University in Patientenmanagement und einen M.A.-Abschluss der Technischen Universität Kaiserslautern und der Universität Witten/Herdecke im Management von Gesundheits- und Sozialeinrichtungen. Beschäftigt war er in verschiedenen Krankenhäusern im In- und Ausland. Im Herzzentrum Leipzig arbeitete er als Referent des Ärztlichen Direktors. Seine Forschungsarbeit umfasst Beiträge zum Prozess-, Produktivitäts- und Diversitätsmanagement im Krankenhaus. Er hat an zahlreichen nationalen, europäischen und außereuropäischen Konferenzen und Symposien teilgenommen und wissenschaftliche Vorträge gehalten. Ferner hat er in verschiedenen renommierten Zeitschriften im Gesundheitsbereich publiziert.

Anschrift:
Herr Mario Pfannstiel
Universität Bayreuth
Lehrstuhl für Strategisches Management und Organisation
Prieserstraße 2, 3. OG
D – 95444 Bayreuth
E-Mail: mario.pfannstiel@uni-bayreuth.de

Andreas J. Reuschl, M.Sc., ist wissenschaftlicher Mitarbeiter an der Universität Bayreuth. Nach seinem kooperativen Bachelorstudium mit Siemens Healthcare (International Management with Engineering) absolvierte er das betriebswirtschaftliche Masterstudium der Universität Bayreuth mit dem Schwerpunkt Management. Im Rahmen des BMBF-geförderten Drittmittelprojektes «Service4Health» am Lehrstuhl für Strategisches Management und Organisation liegt sein Forschungsschwerpunkt auf der Produktivitätssteigerung durch Prozess- und Diversitätsmanagement.

Anschrift:
Herr Andreas Reuschl
Universität Bayreuth
Lehrstuhl für Strategisches Management und Organisation
Prieserstr. 2, 3. OG
D – 95444 Bayreuth
E-Mail: andreas.reuschl@uni-bayreuth.de

Dipl.-Kffr. Anica Haupt ist wissenschaftliche Mitarbeiterin an der Universität Bayreuth im BMBF-geförderten Drittmittelprojekt »Service4Health«. Sie besitzt ein Diplom der Universität Greifswald im Bereich »Betriebswirtschaftslehre« mit der Vertiefung »Organisation, Personal sowie Innovationsökonomie«. Ihr Forschungsschwerpunkt ist Diversitätsmanagement im Krankenhaus. Des Weiteren war sie am Leibniz-Institut für Plasmaforschung und Technologie e. V. (INP Greifswald) in einem BMBF gefördertem Projekt »VentureMentor« beschäftigt. Im Rahmen dieses Projekts wurden erfahrene Industriemanager mit wissenschaftlichen Gründern zusammengebracht.

Anschrift:
Frau Anica Haupt
Universität Bayreuth
Lehrstuhl für Strategisches Management und Organisation
Prieserstraße 2, 3. OG
D – 95444 Bayreuth
E-Mail: anica.haupt@uni-bayreuth.de

Literaturverzeichnis

Amstutz N., Müller C. (2013) Diversity Management, In: Steiger T., Lippmann E. (Hrsg.) Handbuch Angewandte Psychologie für Führungskräfte, Springer Verlag, Berlin, S. 359–380.

Aretz H.-J., Hansen K. (2003) Erfolgreiches Management von Diversity. Die multikulturelle Organisation als Strategie zur Verbesserung einer nachhaltigen Wettbewerbsfähigkeit, Zeitschrift für Personalforschung, Jg. 17, Heft 1, S. 9–36.

Ashforth B. E., Mael F. (1989) Social Identity Theory and the Organization. The Academy of Management Review, Vol. 14, No. 1, pp. 20–39.

Bardmann M. (2011) Grundlagen der Allgemeinen Betriebswirtschaftslehre, Gabler Springer Verlag, Wiesbaden.

Becker M. (1999) Personalentwicklung; Bildung, Förderung und Organisationsentwicklung in Theorie und Praxis, 2. überarbeitete und erweiterte Aufl., Schäffer Poeschel Verlag, Stuttgart.

Becker N., Pinto C. (2010) Gender und Diversity im Mediationskontext, Spektrum Mediation – Fachzeitschrift des Bundesverbandes Mediation, Nr. 39, S. 2–8.

Becker R. (2003) Zielplanung und -kontrolle von Public Private Partnership in der Forschung, 1. Aufl., Deutscher Universitäts-Verlag, Wiesbaden.

Bendl R., Hanappi-Egger E., Hofmann R. (2012) Diversität und Diversitätsmanagement, Facultas Verlag, Wien.

Bensimon E. M. (2004) The Diversity Scorecard: A Learning Approach to Institutional Change, Change, Vol. 36, No. 1, pp. 44–52.

Berner W. (2012) Culture Change, Unternehmenskultur als Wettbewerbsvorteil, 1. Aufl., Schäffer/Poeschel, Stuttgart.

Bienert M. L. (2004) Marktorientierung und Strategiefindung, Ein Leitfaden für Gesundheitsunternehmen zur erfolgreichen Positionierung im Wettbewerb, ecomed Medizin Verlag, Landsberg/Lech.

BMFSFJ (2009) Vereinbarkeit von Beruf und Familie im Krankenhaus, Berlin.

Breinlinger-O'Reilly J., Krabbe M. (1998) Controlling für das Krankenhaus, Strategisch, Operativ, Funktional, Luchterhand Verlag, Neuwied.

Brinkert R. (2011) Conflict coaching training for nurse managers: a case study of a two-hospital health system, Journal of Nursing Management, Vol. 19, No.1, pp. 80–91.

Bröckermann R. (2007) Personalwirtschaft: Lehr- und Übungsbuch für Human Resource Management, 4. Aufl., Schäffer/Poeschel, Stuttgart.

Broszinsky-Schwabe E. (2011) Interkulturelle Kommunikation, Missverständnisse – Verständigung, 1. Aufl., Springerverlag, Wiesbaden.

Buddeberg-Fischer B., Herta K.-D. (2006) Formal mentoring programmes for medical students and doctors – a review of the Medline literature, Medical Teacher, Vol. 28, No. 3, pp. 248–257.

Bundesministerium des Innern (2011) Demografiebericht, Bericht der Bundesregierung zur demografischen Lage und künftigen Entwicklung des Landes, Bundesministerium des Inneren, Berlin.

Burkhart M., Ostwald D. A., Ehrhard T. (2012) 112 – und niemand hilft, PricewaterhouseCoopers AG (PwC). Wirtschaftsforschungsinstitut (WifOR), Frankfurt/Main.

Busse R., Schreyögg J., Tiemann O. (2010) Management im Gesundheitswesen, 2. Auflage, Springer Verlag, Heidelberg.

Canney Davison S., Ekelund B. Z. (2004) Effective team processes for global teams, In: Lane H. W., Maznevski M. L., Mendenhall M. E., McNett J. (eds.) The Blackwell handbook of global management: a guide to managing complexity, Blackwell, Oxford, pp. 227–249.

Carr-Ruffino N. (1996) Managing Diversity People Skills for a Multicultural Workplace, International Thomson Publishing, Ohio.

Chhokar J. S., Brodbeck F. C., House R. J. (2007) Introduction, In: Chhokar J. S. Broadbeck F. C., House R. J. (Eds.) Culture and Leadership Across the World: The GLOBE Book of In-Depth Studies of 25 Societies, Mahweh, New Jersey: LEA, pp. 1–15.

Conference Board (1992) In Diversity Is Strength: Capitalizing on the new work force. 75th Anniversary Symposia Series. Report No. 994, New York.

Conradi W. (1983) Personalentwicklung, 2. Aufl., Poeschl, Verlag Stuttgart.

Cox T. (2001) Creating the Multicultural Organization, A Strategy for Capturing the Power of Diversity, Jossey-Bass, San Francisco.

Cox T. H. (1991) The Multicultural Organization, Academy of Management Executive, Vol. 5, No. 2, pp. 34–47.

Cox T. H. (1993) Cultural Diversity in Organizations: Theory, Research and Practice, Berrett-Koehler, San Francisco.

Cox T. H., Finley-Nickelson J. (1991) Models of Acculturation for Intraorganizational Cultural Diversity, Canadian Journal of Administrative Sciences, Vol. 8, No. 2, pp. 99–100.

Cross E. Y. (2000) Managing Diversity-The Courage to Lead, Quorum Books, Westport.

Cur eu P. L. (2013) Demographic diversity, communication and learning behaviour in healthcare groups. The International Journal of Health Planning and Management, Vol. 28, No. 3, pp. 238–247.

Dass P., Parker B. (1996) Diversity: A Strategic Issue, In: Kossek E. E., Lobel S. A. (eds.) Managing Diversity, Human Resource Strategies for Transforming the Workplace, Blackwell Business, Cambridge, pp. 365–391.

Davidhizar R., Dowd S. (1999) Managing diversity in the health care workplace, Health Care Supervisor, Vol. 17, No. 3, pp. 51–62.

Dickie C., Soldan Z. (2008) Diversity Management, Tilde University Press, Prahran.

Earley P. C., Mosakowski E. (2000) Creating Hybrid Team Cultures: An Empirical Test of Transnational Team Functioning, Academy of Management Journal, Vol. 43, No. 1, pp. 26–49.

Eschenbach R., Siller H. (2011) Controlling professionell: Konzeption und Werkzeuge, 2. überarbeitete Aufl., Schäffer-Poeschel, Stuttgart.

Eyer E., Haussmann T. (2009) Die Formulierung von Zielen – Vom Unternehmensziel zum Mitarbeiterziel, In: Eyer E., Haussmann T. (Hrsg.) Zielvereinbarung und variable Vergütung; Ein praktischer Leitfaden – nicht nur für Führungskräfte, Gabler Verlag, S. 29–43.

Eyer E., Haussmann T. (2009) Zielsystem und Zielvereinbarung als Instrument der Unternehmensentwicklung, In: Eyer E., Haussmann T. (Hrsg.) Zielvereinbarung und variable Vergütung; Ein praktischer Leitfaden – nicht nur für Führungskräfte, Gabler Verlag, S. 11–15.

Fitzerald A. (2010) Diversity und das Sozialkapital der Krankenhäuser, In: Badura B., Schröder H., Klose J., Macco K. (Hrsg.) Fehlzeiten-Report 2010, Vielfalt managen: Gesundheit fördern – Potenziale nutzen, Springer Verlag, Berlin, S. 91–100.

Fleßa S. (2014) Grundzüge der Krankenhausbetriebslehre, Bd. 2, 2. Aufl., Oldenbourg Verlag, München.

Frei E., Stamm M., Budenberg-Fischer B. (2010) Mentoring programs for medical students – a review of the PubMed literature 2000-2008, BMC Medical Education, Vol. 10, No. 32, pp. 1–14.

Galanti G.-A. (2001) The Challenge of Serving and Working with Diverse Populations in American Hospitals, The Diversity Factor, Vol. 9, No. 3, pp. 21–26.

151

Gardenswartz L., Rowe A. (2003) Diverse Teams at Work, Capitalizing on the Power of Diversity, Society for Human Resource Management, Alexandria.

Gardenswartz L., Rowe A. (2010) Managing Diversity, A Complete Desk Reference & Planning Guide, 3rd ed., Society for Human Resource Management, Alexandria.

Gladen W. (2008) Performance Measurement, Controlling mit Kennzahlen, 4. Aufl., Gabler Verlag, Wiesbaden.

Gonzalez J. A., DeNisi A. S. (2009) Cross-level effects of demography and diversity climate on organizational attachment and firm effectiveness, Journal of Organizational Behavior, Vol. 30, No. 1, pp. 21–40.

Gottwald M. (2012) Gestaltungsansätze zur Schaffung alternsgerechter Arbeitsbedingungen, In: Hellmann W., Hoefert H.-W. (Hrsg.) Das Krankenhaus im demografischen Wandel, Theoretische und praktische Grundlagen zur Zukunftssicherung, medhochzwei Verlag, Heidelberg, S. 127–143.

Greiling M., Muszynski T. (2008) Strategisches Management im Krankenhaus, Methoden und Techniken zur Umsetzung in der Praxis, 2. überarbeitete und erweiterte Aufl., Kohlhammer Verlag, Stuttgart.

Greulich A., Thiele G. (1997) Prozeßmanagement im Krankenhaus, In: Greulich A., Thiele G., Thiex-Kreye M. (Hrsg.) Prozeßmanagement im Krankenhaus, 1. Aufl., Heidelberg.

Gudykunst W. B., Nishida T. (2001) Anxiety, uncertainty, and perceived effectiveness of communication across relationships and cultures. International Journal of Intercultural Relations, Vol. 25, No. 1, pp. 55–71.

Gutenberg E. (1975) Grundlagen der Betriebswirtschaft, Bd. 1, Die Produktion, 21. Aufl., Springerverlag, Berlin/Heidelberg.

Haider M. (2013) Diversity-Management bei equalizent (Wien) – Wertschätzung von Vielfältigkeit als Strategie des kulturellen Wandels, In: Böhm S. A., Baumgärtner M. K., Dwertmann D. J. G. (Hrsg.) Berufliche Inklusion von Menschen mit Behinderung, Best Practices aus dem ersten Arbeitsmarkt, Berlin, S. 273–290.

Hall E. T. (1976) Beyond Culture, 1st ed., Anchor Press, New York.

Hammer M., Stanton S. A. (1995) Die Reengineering Revolution, Handbuch für die Praxis, 1. Aufl., Campus Verlag, Frankfurt/Main.

Hanappi-Egger E. (2012) Die Rolle von Gender und Diversität in Organisationen: Eine organisationstheoretische Einführung, In: Bendl R., Hanappi-Egger E., Hofmann R. (Hrsg.) Diversität und Diversitätsmanagement, Facultas, Wien, S. 175–202.

Handy C. (1995) Gods of management: The changing work of organizations, 4th ed., Oxford University Press, Oxford.

Harris P. R., Moran R. T. (2000) Managing Cultural Differences, Leadership Strategies for a New World of Business, 5th ed., Elsevier Science, Burlington: MA.

Harrison D. A., Klein K. J. (2007) What's the Difference? Diversity Constructs as Seperation, Variety, or Disparity in Organizations, Academy of Management Review, Vol. 32, No. 4, pp. 1199–1228.

Harrison D. A., Price K. H., Bell M. P. (1998) Beyond relational demography, Time and the effects of surface- and deep-level diversity on work group cohesion, Academy of Management Journal, Vol. 41, No. 1, pp. 96–107.

Harrison D. A., Price K. H., Gavin J. H., Florey A. T. (2002) Time, Teams and Task Performance, Changing Effects of Surface- and Deep-Level Diversity on Group Functioning, Academy of Management Journal, No. 1, pp. 1029–1045.

Hasselhorn H. Müller B. H. (2004) Arbeitsbelastung und -beanspruchung bei Pflegepersonal in Europa – Ergebnisse von der NEXT – Studie, In: Badura B., Schellschmidt H., Vetter C. (Hrsg.) Fehlzeiten-Report 2004, Springerverlag, Berlin, S. 21–47.

Helfrich H. (2013) Kulturvergleichende Psychologie, Springer Verlag, Berlin.

Hentschel T., Shemla M., Wegge J., Kearney E. (2013) Perceived Diversity and Team Functioning: The Role of Diversity Beliefs and Affect. Small Group Research, Vol. 44, No. 1, pp. 33–61.

Heringer H. J. (2010) Interkulturelle Kommunikation, 3. Aufl., Narr Francke Attempto, Stuttgart.

Herrmann-Pillath C. (2009) Diversity Management und diversitätsbasiertes Controlling: Von der »Diversity Scorecard« zur »Open Balanced Scorecard«, Frankfurt School – Working Paper Series, No. 119, pp. 16–19.

Hofmann R. (2012) Gesellschaftstheoretische Grundlagen für einen reflexiven und inklusiven Umgang mit Diversitäten in Organisationen, In: Bendl R., Hanappi-Egger E., Hofmann R. (Hrsg.) Diversität und Diversitätsmanagement, Facultas, Wien, S. 23–60.

Hofstede G. (1980) Culture's consequences: International differences in work-related values, Sage, London.

Hofstede G. (1983) National Cultures in Four Dimensions, A Research-based Theory of Cultural Differences among Nations, International Studies of Management and Organization, Vol. 13, No. 1–2, pp. 46–74.

Hofstede G. (2001) Culture's consequences: Comparing values, behaviors, institutions, and organizations arcross nations, 2nd ed., Thousand Oaks, CA: Sage.

Hofstede G., Bond M. H. (1988) The Confucius Connection. From Cultural Roots to Economic Growth, Organizational Dynamics, Vol. 16, No. 4, pp. 5–21.

House R. J., Hanges P. J., Javidan M., Dorfman P. W., Gupta V. GLOBE Associates (2004) Leadership, culture and organizations: The GLOBE study of 62 societies, Thousand Oaks CA: Sage.

Hubbard E. E. (2004) The Diversity Scorecard, Evaluating the Impact of Diversity on Organizational Performance, Oxford.

Jackson S. (1992) Diversity in the Workplace, Human Resource Initiative, Guilford Publication, New York.

Jackson S. E., Joshi A., Erhardt N. L. (2003) Recent Research on Team Organizational Diversity: SWOT Analysis and Implications, Journal of Management, Vol. 29, No. 6, pp. 801–830.

Janssen O. (2000) Job demands, perceptions of effort-reward fairness and innovative work behaviour, Journal of Occupational and Organizational Psychology, Vol. 73, pp. No. 3, 287–302.

Jehn K. A. (1995) A Multimethod Examination of the Benefits and Detriments of Intragroup Conflict, Administrative Science Quarterly, Vol. 40, No. 2, pp. 256–282.

Jehn K. A., Mannix E. A. (2001) The Dynamic Nature of Conflict: A Longitudinal Study of Intergroup Conflict and Group Performance, Academy of Management Journal, Vol. 44, No. 2, pp. 238–251.

Jehn K. A., Northcraft G. B., Neale M. A. (1999) Why Differences Make a Difference: A Field Study of Diversity, Conflict, and Performance in Workgroup, Administrative Science Quarterly, Vol. 44, No. 4, pp. 741–763.

Jensen-Dämmrich K. (2011) Diversity-Management, Ein Ansatz zur Gleichbehandlung von Menschen im Spannungsfeld zwischen Globalisierung und Rationalisierung?, In: Peters S. (Hrsg.) Weiterbildung – Personalentwicklung – Organisationales Lernen, Bd. 7, Reiner Hampp Verlag, München/Mehring.

Johnston W. B., Packer A. H. (1987) Workforce 2000: Work and workers for the 21st century, Indianapolis.

Jones G. R., Bouncken R. B. (2008) Organisation. Theorie, Design und Wandel, 5. akt. Aufl., Pearson, München.

Jonsen K., Maznevski M. L., Schneider S. C. (2011) Special Review Article: Diversity and its not so diverse literature: An international perspective, International Journal of Cross Cultural Management, Vol. 11, No. 1, pp. 35–62.

Kaiser E. (2004) Diversity – wie Unternehmen messbar profitieren, Wirtschaft & Weiterbildung, Jg. 2004, Nr. 11, S. 20–23.

Kanter R. (1988) When a thousand flowers bloom: Structural, collective, and social conditions for innovation in organizations. Research in organizational behavior, Vol. 10, pp. 169–211.

153

Kanter R. M. (1985) Managing the human side of change. Management Review, Vol. 74, No. 4, pp. 52–56.

Kaplan R. S., Norton D. P. (1992) The balanced scorecard measures that drive performance, Harvard Business Review, Vol. 70, No. 1, pp. 71–79.

Kaplan R. S., Norton D. P. (2007) Using the Balanced Scorecard as a Strategic Management System, Harvard Business Review, Vol. 74, No. 1, pp. 150–161.

Karl-Trummer U., Novak-Zezula S., Glatz A., Metzler B. (2010) »Zwei Mal, Bitte?‹, dann hat die keine Geduld mehr und schimpft sie schon«, Kulturelle Lernprozesse zur Integration von migrantischen Pflegekräften, SWS – Rundschau, Jg. 50, Heft 3, S. 340–356.

Kearny E., Voelpel S. C. (2012) Diversity research – what do we currently know about how to manage diverse organizational units? ZfB-Special Issues: Managing Diversity in Organizations, Vol. 82, pp. 3–18.

Klimecki R. G., Gmür M. (2005) Personalmanagement; Strategien, Erfolgsbeiträge, Entwicklungsperspektiven, 3. erweiterte Aufl., Lucius & Lucius Verlag, Stuttgart.

Klingler U. (2010) 100 Personalkennzahlen, cometis publishing, Wiesbaden.

Kolb M. (2008) Personalmanagement; Grundlagen – Konzepte – Praxis, 1. Aufl., Gabler Verlag, Wiesbaden.

Konrad E. (2011) Management von Vielfalt als unternehmerische Herausforderung und ethische Verpflichtung, WISO, Jg. 34, Nr. 3, S. 173–188.

Krämer M. (2007) Grundlagen und Praxis der Personalentwicklung, Vandenhoeck & Ruprecht Verlag, Göttingen.

Kreikebaum H., Gilbert D. U., Behnam M. (2011) Strategisches Management, 7. vollständig überarbeitete und erweiterte Aufl., Kohlhammer Verlag, Stuttgart.

Krell G. (2005) Betriebswirtschaftslehre und Gender Studies, Eine Einführung zu Geschichte und Gegenwart, In: Krell G. (Hrsg.) Betriebswirtschaftslehre und Gender Studies, Wiesbaden, S. 1–38.

Krishnan H. A., Park D. (2005) A few good women: On top management teams, Journal of Business Research, Vol. 58 No. 12, pp. 1712–1720.

Kühlmann T. M. (2008) Mitarbeiterführung in internationalen Unternehmen, Kohlhammer, Stuttgart.

Küpper H.-U. (1999) Personalcontrolling aus der Sicht des Controllers – Entwicklungschancen?, In: Ackermann K.-F., Scholz H. (Hrsg.) Personalmanagement für die 90er Jahr; Neue Entwicklungen, Neues Denken, Neue Strategien, Poeschel Verlag, Stuttgart, S. 223–247.

Lachnit L., Müller S. (2006) Unternehmenscontrolling; Managementunterstützung bei Erfolgs-, Finanz-, Risiko- und Erfolgspotenzialsteuerung, 1. Aufl., Gabler Verlag, Wiesbaden.

Levy A., Merry U. (1986) Organizational Transformation – Approaches, Strategies, Theories. 1st ed., Praeger, New York.

Lewin K. (1947) Frontiers in Group dynamics, Concept, Method and Reality in Social Science; Social Equilibria and Social Change, Human Relations, Vol. 1, No. 5, pp. 5–41.

Lewin K. (1958) Group Decision and Social Change, In: Maccoby E. E., Newcomb T. M., Harley E. L. (eds.) Readings in Social Psychology, 3rd ed., Holt Rinehart and Winston New York, pp. 197–211.

Lindner-Lohmann D., Lohmann F., Schirmer U. (2008) Personalmanagement, Physica-Verlag, Heidelberg.

Litz S. (2007) Organisationaler Wandel und Human Resource Management, Eine empirische Studie auf evolutionstheoretischer Grundlage, 1. Aufl., Deutscher Universitäts-Verlag, Wiesbaden.

Loden M., Rosener J. B. (1991) Workforce America! Managing Employee Diversity as a Vital Resource, McGraw-Hill.

Manzoni J.-F.,Strebel Paul, Barsoux J.-L. (2010) Why Diversity Can Backfire On Company Boards, Wall Street Journal – Eastern Edition, Vol. 255, Iss. 19, p. 3.

McGrath J. E., Berdahl J. L., Arrow H. (1995) Traits, Expectations, Culture and Clout: The Dynamics of Diversity in Work Groups, In: Jackson S. E., Ruderman

M. M. (eds.) Diversity in Work Teams: Research Paradigms for a Changing Workplace, American Psychological Association, Washington D. C., pp. 17–45.

Meinel F. G., Dimitriadis K., Borch P., Störmann S., Niedermaier S., Fischer M. R. (2011) More mentoring needed? A cross-sectional study of mentoring programs for medical students in Germany, BMC Medical Education, Vol. 11, No. 68, pp. 1–11.

Mentzel W. (2012) Personalentwicklung, Wie Sie Ihre Mitarbeiter fördern und weiterbilden, 4. überarbeitete Aufl., deutscher Taschenbuch Verlag, München.

Meyer C. (1994) Betriebswirtschaftliche Kennzahlen und Kennzahlen-Systeme, 2. erweiterte und überarbeite Aufl., Schäffer-Poeschel Verlag, Stuttgart.

Milliken F. J., Martins L. L. (1996) Searching for Common Threads: Understanding the Multiple Effects of Diversity in Organizational Groups, Academy of Management Review, Vol. 21, No. 2, pp. 402–433.

Moseley A., Jeffers L., Paterson, J. (2008) The retention of the older nursing workforce: a literature review exploring factors which influence the retention and turnover of older nurses, Contemp Nurse, Vol. 30, No. 1, pp. 46–56.

Müller-Vorbüggen M. (2010) Management der Personalentwicklung, In: Brökkermann R., Müller-Vorbrüggen M. (Hrsg.) Handbuch Personalentwicklung; Die Praxis der Personalbildung, Personalförderung und Arbeitsstrukturierung, 3. überarbeitete und erweiterte Aufl., Schäffer Poeschel Verlag, Stuttgart.

Mummendey A., Kessler T., Otten S. (2009) Sozialpsychologische Determinanten - Gruppenzugehörigkeit und soziale Kategorisierung, in Beelmann A., Jones K.J. (Hrsg.) Diskriminierung und Toleranz. Psychologische Grundlagen und Anwendungsperspektiven, 1. Aufl., GWV Fachverlag, Wiesbaden, S. 43–60.

Nicolai C. (2009) Personalmanagement, 2. neu bearbeitete Aufl., Lucius & Lucius Verlag, Stuttgart.

O'Reilly C. A., Williams K. Y., Barsade S. (1998) Group demography and innovation: Does diversity help? Stanford University, Research Paper No. 1426, pp. 1–40.

Parasuraman A., Zeithaml V. A., Berry L. L. (1988) SERVQUAL: A Multiple-Item Scale for Measuring Consumer Perceptions of Service Quality, Journal of Retailing, Vol. 64, No. 1, pp. 12–40.

Paulus P. B., Yang H.-C. (2000) Idea Generation in Groups: A Basis for Creativity in Organizations. Organizational Behavior and Human Decision Processes, Vol. 82, No. 1, pp. 76–87.

Pfannstiel M. A. (2014) State of the Art von Maßnahmen und Instrumenten zum Management der Patienten- und Mitarbeiterdiversität im Krankenhaus, In: Bouncken R. B., Pfannstiel M. A., Reuschl A. J. (Hrsg.) Dienstleistungsmanagement im Krankenhaus II; Prozesse, Produktivität und Diversität, Springer Gabler Verlag, Wiesbaden, S. 381–427.

Pondy L. R. (1967) Organizational Conflict – Concepts and Models, Administrative Science Quarterly, Vol. 12, No. 2, pp. 296–320.

Preißer P. R. (2008) Betriebswirtschaftliche Kennzahlen; Formeln, Aussagekraft, Sollwerte, Ermittlungsintervalle, Oldenbourg Verlag, München.

Preißner A. (2005) Praxiswissen Controlling; Grundlagen, Werkzeuge, Anwendungen, 4. vollständig überarbeitete Aufl., Hanser Verlag, München.

Prieto L. C., Phipps S. T., Osiri J. K. (2009) Linking Workplace Diversity To Organizational Performance: A Conceptual Framework, Journal of Diversity Management, Vol. 4, No. 4, pp. 13–21.

Rauen C. (2003) Coaching, Hogrefe Verlag, Göttingen.

Reinspach R. (2011) Strategisches Management von Gesundheitsbetrieben, Grundlagen und Instrumente einer entwicklungsorientierten Unternehmensführung, 2. Aufl., Lucius & Lucius Verlagsgesellschaft, Stuttgart.

Remer A. (2004) Management. System und Konzepte, 1. Aufl., Lang, Nürnberg.

Reuschl A. J., Bouncken R. B. (2013) Methoden und Konzepte zur Produktivitätsermittlung in Krankenhäusern auf dem Prüfstand, in: Bouncken R. B., Pfannstiel M. A., Reuschl A. J. (Hrsg.) Dienstleistungsmanagement im Krankenhaus I., Springer Gabler Verlag, Wiesbaden. S. 175–195.

155

Reuschl A. J., Pfannstiel M. A., Bouncken R. B. (2013) Strategischer Fokus bei der internationalen Personalakquise, In: Bouncken R. B., Pfannstiel M. A., Reuschl A. J. (Hrsg.) Dienstleistungsmanagement im Krankenhaus I, Springer Gabler Verlag, Wiesbaden, S. 383–408.

Richard O. C. (2000) Racial Diversity, Business Strategy, and Firm Performance: A Resource-Based View. The Academy of Management Journal, Vol. 43, No. 2, pp. 164–177.

Roberge M.-E., Lewicki R. J., Hietapelto A., Adbdyldaaeva A. (2011) From Theory To Practice: Recommending Supportive Diversity Practices, Journal of Diversity Management, Vol. 6, No. 2, pp. 1–20.

Rosken A. (2010) Diversity Management in Organisationen, Organisationsberatung, Supervision, Coaching, Nr. 17, S. 167–180.

Ruch F. L., Zimbardo P. G. (1974) Lehrbuch der Psychologie. Eine Einführung für Studenten der Psychologie, Medizin und Pädagogik, Springerverlag, Berlin.

Sattelberger T. (1994) Personalentwicklung neuer Qualität durch Renaissance helfender Beziehungen, In: Sattelberger T. (Hrsg.) Die Lernende Organisation, Konzepte für eine neue Qualität der Unternehmensentwicklung, Gabler Verlag, Wiesbaden, 2. Aufl., S. 207- 227.

Schefzig N. (2013) Die Diversity Score Card, In: Wladasch K., Liegl B. (Hrsg.) Vielfalt und Chancengleichheit im Betrieb, Ein Leitfaden für den Umgang mit Vielfalt und die Herstellung von Chancengleichheit in österreichischen Unternehmen, Wien, S. 73–79.

Schefzig N., Pauser N. (2007) Die Praxis: Entwicklung und Anwendung der Diversity Scorecard von equalizent, In: Sandner D. (Hrsg.) Diversity, vom Nutzen der Vielfalt, Kompendium Diversity Management, Praxisbeispiele österreichischer Organisationen, 1. Aufl., diversityworks, Wien, S. 64–70.

Schein E. H. (1985) Organizational culture and leadership, Jossey-Bass Publishers, San Francisco.

Schein E. H. (2009) The corporate culture survival guide. New and rev. ed., HB Printing, San Francisco.

Schier W. (2010) Training on the Job und Training near the Job, In: Bröckermann R., Müller-Vorbrüggen M. (Hrsg.) Handbuch Personalentwicklung; Die Praxis der Personalbildung, Personalförderung und Arbeitsstrukturierung, 3. überarbeitete und erweiterte Aufl., Schäffer Poeschel Verlag, Stuttgart.

Schlüchtermann J. (2013) Betriebswirtschaft und Management im Krankenhaus, Grundlagen und Praxis, Medizinisch Wissenschaftliche Verlagsgesellschaft, Berlin.

Schmeisser W., Andresen M., Kaiser S. (2013) Personalmanagement, UVK Verlagsgesellschaft, München.

Schmidt B. (2010) Diversity Management & Balanced Scorecard, Wirtschaftlichkeit – Kundenzufriedenheit – Mitarbeitermotivation, In: http://www.idm-diversity.org/files/infothek_schmidt_scorecard.pdf, Abrufdatum: 29.07.2013.

Schmidt S. J. (2004) Unternehmenskultur. Die Grundlage für den wirtschaftlichen Erfolg von Unternehmen. 1. Aufl., Velbrück Wissenschaft, Göttingen.

Schmola G. (2008) Schriften zum Krankenhausmanagement, Strategisches Krankenhausmanagement: Grundlagen und Konzepte, Dissertation.de – Verlag, Berlin.

Schneider S. C., Barsoux J.-L. (2003) Managing across Cultures, 2nd ed., Pearson Education, Harlow, England.

Schöni W. (2001) Praxishandbuch, Personalentwicklung; Strategien, Konzepte und Instrumente, Verlag Rüegger, Zürich.

Schott G. (1988) Kennzahlen, Instrument der Unternehmensführung, 5. völlig neubearbeitete Aufl., Forkel-Verlag, Wiesbaden.

Schreyögg G., Koch J. (2007) Grundlagen des Managements, Basiswissen für Studium und Praxis, 1. Aufl., Gabler Verlag, Wiesbaden.

Schulte-Zurhausen M. (2014) Organisation, 6. Aufl., Verlag Franz Vahlen, München.

Schulz A. (2009) Strategisches Diversitätsmanagement, Unternehmensführung im Zeitalter der kulturellen Vielfalt, 1. Aufl., Gabler Verlag, Wiesbaden.

Schulz A. (2009) Strategisches Diversitätsmanagement, Unternehmensführung im Zeitalter der kulturellen Vielfalt, 1. Aufl., Gabler Verlag, Wiesbaden.

Scott S., Bruce R. (1994) Determinants of innovative behavior: A path model of individual innovation in the workplace, Academy of Management Journal, Vol. 37, No. 3, pp. 580–607.

Seelos H. J. (1993) Zum semantischen Differential der Gesundheitsleistungsproduktion. Zeitschrift für öffentliche und gemeinwirtschaftliche Unternehmen: ZögU/Journal for Public and Nonprofit Services. Vol. 16. No. 3, pp. 303–315.

Seiwert L. (2012) Zeitmanagement, 18. überarbeitete Aufl., Gabal Verlag, Offenbach.

Siller H., Grausam A. (2013) Selbstcontrolling für Selbstständige und kleine Unternehmen, Springer Verlag, Wiesbaden.

Simons T. L., Peterson R. S., (2000) Task conflict and relationship conflict in top management teams: the pivotal role of intragroup trust. Journal of Applied Psychology, Vol. 85, No. 1, pp. 102–111.

Skaggs S. L., Kmec J. A. (2012) Checking the Pulse of Diversity among Health Care Professionals. The ANNALS of the American Academy of Political and Social Science, Vol. 639, No. 1, pp. 236–257.

Smith K., Berg D. (1997) Cross-cultural Groups at Work, European Management Journal, Vol. 15, No. 1, pp. 8–15.

Sobhani B. (2009) Strategisches Management, Zukunftssicherung für Krankenhaus und Gesundheitsunternehmen, Medizinisch Wissenschaftliche Verlagsgesellschaft, Berlin.

Stahl G. K., Maznevski M. L., Voight A., Jonsen K. (2010) Unraveling the Effects of Cultural Diversity in Teams: A Meta-analysis of Research on Multicultural Work Groups, Journal of International Business Studies, Vol. 41, No. 4, pp. 690–709.

Statistisches Bundesamt (2009a) Bevölkerung Deutschlands bis 2060, 12. Koordinierte Bevölkerungsabrechnung, Begleitmaterial zur Pressekonferenz am 18. November 2009, Berlin.

Statistisches Bundesamt (2009b) Demografischer Wandel in Deutschland, Auswirkungen auf Krankenhausbehandlungen und Pflegebedürftige im Bund und in den Ländern, Heft 2, S. 1–34.

Statistisches Bundesamt (2011) Gesundheit, Kostennachweis der Krankenhäuser, Fachserie 12, Reihe 6.3, Wiesbaden.

Steinle C., Bruch H. (1999) Controlling, Kompendium für Controller/innen und deren Ausbildung, Schäffer-Poeschel Verlag, Stuttgart.

Steinmann H., Schreyögg G. (2005) Management. Grundlagen der Unternehmensführung. Konzepte - Funktionen - Fallstudien. 6. Aufl., Gabler, Wiesbaden.

Stelzer-Rothe T. (2010) Stellvertretung, In: Bröckermann R., Müller-Vorbrüggen M. (Hrsg.) Handbuch Personalentwicklung; Die Praxis der Personalbildung, Personalförderung und Arbeitsstrukturierung, 3. überarbeitete und erweiterte Aufl., Schäffer Poeschel Verlag, Stuttgart.

Stenzel S. (2010) Coaching und Supervision, In: Bröckermann R., Müller-Vorbrüggen M. (Hrsg.) Handbuch Personalentwicklung; Die Praxis der Personalbildung, Personalförderung und Arbeitsstrukturierung, 3. überarbeitete und erweiterte Aufl., Schäffer Poeschel Verlag, Stuttgart, S. 413–436.

Stumpf S. (2005) Synergie in multikulturellen Arbeitsgruppen, In: Stahl G., Mayrhofer W., Kühlmann T. (Hrsg.) Internationales Personalmanagement, 1. Aufl., Rainer Hampp Verlag, München/Mehring, S. 115–144.

Stumpf S. (2006) Interkulturalität in der Personal-, Team- und Organisationsentwicklung, Gruppendynamik und Organisationsentwicklung, Jg. 37, Heft 1, S. 33–49.

Süß S. (2007) Diversity-Management in Deutschland, Ergebnisse einer Intensivbefragung von in Deutschland agierenden Unternehmen, Arbeitsbericht Nr. 17, FernUniversität in Hagen, Hagen, S. 1–13.

Süß S. (2009) Die Institutionalisierung von Managementkonzepten, Diversity-Management in Deutschland. Rainer Hampp Verlag, München/Mehring.

Süß S., Kleiner M. (2006) Diversity-Management in Deutschland: Mehr als eine Mode? Die Betriebswirtschaft, Vol. 66, No. 5, pp. 521–541.

Taschner A. (2013) Management Reporting; Erfolgsfaktor internes Berichtswesen, Springer Gabler Verlag, Wiesbaden.

Thatcher S. M. B., Patel P. C. (2012) Group Faultlines. Journal of Management, Vol. 38, No. 4, pp. 969–1009.

Thölen F. (2012) Coaching: Ein wirksames Instrument zur Entwicklung von Führungskräften im Gesundheitswesen?, Clinotel-Journal, S. 1–15.

Thomas A., Kinast E., Schroll-Machl S. (2006) Entwicklung interkultureller Handlungskompetenz von international tätigen Fach- und Führungskräften durch interkulturelle Trainings, In: Götz K. (Hrsg.) Interkulturelles Lernen/ Interkulturelles Training. 6. Aufl., Rainer Hampp Verlag, München/Mehring, S. 91–114.

Thomas D., Ely R. (1996) Making Differences Matter: A New Paradigm for Managing Diversity. Harvard Business Review, Vol. 74, No. 5, pp. 79–90.

Thomas R. R. (1995) A diversity Framewok, In: Chemers M., Oskamp S., Constanzo M. A. (eds.) Diversity in Organizations, New Perspectives for a Changing Workplace, 1st ed., Sage Publications, Thousand Oaks, pp. 245–263.

Thomas R. R. (2001) Management of Diversity, Neue Personalstrategien für Unternehmen, Wie passen Giraffe und Elefant in ein Haus?, 1. Aufl. Gabler Verlag, Wiesbaden.

Turner J. C. (1984) Social identification and psychological group formation, In: Tajfel H. (ed.): The social dimension, 1st ed., Cambridge University Press, Cambridge, pp. 518–538.

Vedder G. (2011) Die Grundlagen von Diversity Management, In: Vedder G., Göbel E., Krause F. (Hrsg.) Fallstudien zum Diversity Management, Trierer Beiträge zum Diversity Management Bd. 12, Rainer Hampp Verlag, München/Mehring, S. 20–32.

Verfürth C. (2010) Einarbeitung, Integration und Anlernen neuer Mitarbeiter, In: Bröckermann R., Müller-Vorbrüggen M. (Hrsg.) Handbuch Personalentwicklung; Die Praxis der Personalbildung, Personalförderung und Arbeitsstrukturierung, 3. überarbeitete und erweiterte Aufl., Schäffer Poeschel Verlag, Stuttgart.

von Rosenstiel L. (2012) Organisationsanalyse, In: Flick U., von Kardoff E., Steinke I. (Hrsg.) Qualitative Forschung – Ein Handbuch, 9. Aufl., Rowohlt Verlag, Reinbeck bei Hamburg, S. 224–238.

von Rosenstiel L., Comelli G. (2003) Führung zwischen Stabilität und Wandel, 1. Aufl., Vahlen Verlag, München.

Walston S., Burns L., Kimberly J. (2000) Does Reengineering really work? An examination of the context and outcomes of hospital reengineering initiatives, Health Services Research, Vol. 34, No. 6, pp. 1363–1388.

Waniczek M. (2002) Berichtswesen optimieren: so steigern sie die Effizienz in Reporting und Controlling, Redline Wirtschaft bei Ueberreuter, Frankfurt am Main.

Warmuth G.-S. (2012) Die strategische Implementierung von Diversitätsmanagement in Organisationen, In: Bendl R., Hanappi-Egger E., Hofmann R. (Hrsg.) Diversität und Diversitätsmanagement, Facultas Verlag, Wien, S. 203–236.

Watrinet C. (2008) Diversity-Kultur messen, Personal, Jg. 60, Nr. 1, 30–32.

Watrinet C. (2010) Der DiversityCultureIndex; Kernstück eines ganzheitlichen Diversity Controllings, In: Badura B., Schröder H., Klose J., Macco K. (Hrsg.) Fehlzeiten-Report 2010, Vielfalt managen: Gesundheit fördern – Potenziale nutzen, Springer Verlag, Berlin, S. 91–100.

Watzlawick P., Bavelas J. B., Jackson D. D. (1974) Menschliche Kommunikation. Formen, Störungen, Paradoxien, 4. Aufl., Huber, Bern.

Weber J., Schäffer U. (2011) Einführung in das Controlling, 13. Aufl., Stuttgart.

Weber M. (2001) Kennzahlen, Unternehmen mit Erfolg führen; Das Entscheidende erkennen und richtig reagieren, 2. Aufl., Haufe Verlag, Planegg.

Weech-Maldonado R., Al-Amin M., Nishimi R. Y., Salam F. (2011) Enhancing the cultural competency of health care organizations. Advances in health care management, Vol. 10, pp. 43–67.

Weigl M., Müller A. (2012) Arbeit und Gesundheit alternder Belegschaften - Maßnahmen und Gestaltungsmöglichkeiten, In: Hellmann W., Hoefert H.-W. (Hrsg.) Das Krankenhaus im demografischen Wandel. Theoretische und praktische Grundlagen zur Zukunftssicherung, medhochzwei Verlag, Heidelberg. S. 65–87.

Welge M. K., Al-Laham A. (2012) Strategisches Management, Grundlagen – Prozess – Implementierung, 6. Aufl., Springer Gabler Verlag, Wiesbaden.

Wild J. (1980) Grundlagen der Unternehmensplanung, 3. Aufl., Westdeutscher Verlag, Opladen.

Wild J. (1982) Grundlagen der Unternehmensplanung, 4. Aufl., Westdeutscher Verlag, Opladen.

Williams K. Y., O'Reilly C. A., (1998) Demography and diversity in organizations: A review of 40 years of research, In: Staw B. M., Cummings L. L. (Eds.) Research in Organizational Behavior, Vol. 20, pp. 77–140.

Williams K. Y., O'Reilly C. A. (1998) Demography and diversity in organizations: A review of 40 years of research. Research in Organizational Behavior, Vol. 20, pp. 77–140.

Wilson E., Chen A. H., Grumbach K., Wang F., Fernandez A. (2005) Effects of Limited English Proficiency and Physician Language on Health Care Comprehension. Journal of General Internal Medicine, Vol. 20, No. 9, pp. 800–806.

Wunderer R., Jaritz A. (2006) Unternehmerisches Personalcontrolling, Evaluation der Wertschöpfung im Personalmanagement, 3. aktualisierte und erweiterte Aufl., Luchterhand Verlag, München.

Zaugg R. J. (2006) Nachhaltige Personalentwicklung, In: Thom N., Zaugg R. J. (Hrsg.) Moderne Personalentwicklung, Mitarbeiterpotenziale erkennen, entwickeln und fördern, Gabler Verlag, Wiesbaden, S. 19–40.

Ziegler P., Beelman A. (2009) Diskriminierung und Gesundheit, in Beelmann A., Jones K.J. (Hrsg.) Diskriminierung und Toleranz. Psychologische Grundlagen und Anwendungsperspektiven, 1. Aufl., GWV Fachverlag, Wiesbaden, S. 357–378.

Zulehner C. (2011) Strategisches Führen in Gesundheits- und Pflegeunternehmen, Handbuch für die Praxis, 1. Aufl., Josef Eul Verlag, Köln.

Stichwortverzeichnis